JN050627

人は腎臓から老いていく

髙取優二
腎臓専門医

アスコム

腎臓で作られる「おしっこ」。
おしっこの状態を見れば
あなたが、長生きできる人か
そうでないかが、すぐにわかります。

おしっこは、健康のバロメーターです。

あなたのおしっこはどんな状態でしょうか。

- **おしっこの色が赤くにごっている、もしくは白っぽい**
- **おしっこの泡立ちがすごい**
- **夜中に何度もトイレに行く**

どれか一つでも当てはまる人は、長生きできないかもしれません。

なぜなら、腎臓に何らかの異常を抱えている可能性があるからです。

なぜ、腎臓が悪いとこうした症状が発生するのかについては、本文に詳しく書いているので、ぜひ、ご一読ください。

しかし、なぜ腎臓が長生きと関係するのでしょうか。

あなたは

「おしっこが丸一日出ないと、命のキケンにさらされる」

という話をご存じでしょうか。

「なぜ、おしっこが出ないと生きられないの？」

そう疑問に思う人も多いことでしょう。

主に2つの理由があります。

1つは、腎臓が血液をきれいにするという役割と関わります。

腎臓で血液中の老廃物（体のゴミ）や毒素をろ過し、おしっこを通じて体外に排出するのです。

もし、**腎臓が衰えておしっこがうまく作られなければ、「汚い血液」が体中を巡り続けてしまいます。**

2つ目は、腎臓が体内の水分をコントロールするという役割と関わります。
意外と知られていませんが、**人体の6～7割を占める「水」をコントロールしているのが腎臓なのです。**

体内の水の量は、おしっこの量を調整することで一定に保たれます。また、体内の水（体液）は、ただの水ではなく、ミネラルが含まれており細胞の活動を助けています。そのバランスが保たれていないと、体中の細胞が正常に働くことができません。おしっこを作る際に、体内の水の量と、そのミネラルバランスを適正な状態にするのも、腎臓の大事な役割です。

「血液」と「水」。
生命を維持するために重要なこの2つがダメになれば、命が脅かされることはおわかりかと思います。

「けど、おしっこが全く出ないなんてことはないから大丈夫」

確かにやや極端なたとえだったかもしれません。

しかし、おしっこが毎日出ている人でも、腎臓が衰えていれば、「血液」と「水」に異常をきたします。

その結果、体中のあらゆる臓器が本来の役割を果たせなくなり、さまざまな病気や体調不良に見舞われるようになります。

実は、それこそが「老化」の正体です。

老化とは単なる体の経年劣化ではなく、全身の臓器が恒常性（ホメオスタシス）を保てなくなることなのです。

また、腎臓の役割は多岐にわたり、血液のろ過と体液のバランス以外にも

- **血圧を一定に保つ**
- **血液（赤血球）を作るよう指示を出す**
- **ビタミンDを活性化する**

といった健康長寿にとって重要な役割を果たしています。

近年、慢性腎臓病（ＣＫＤ）の危険性が広く周知されるようになりました。**成人の5人に1人がかかっているともされており、年齢が高くなればなるほど、患者の割合は増えます。**決して他人事ではないのです。

では、あなたの腎臓の状態はどうすればわかるのでしょうか。

前述の尿の話と併せて、次のチェックリストに一つでも当てはまる項目あれば、あなたの腎臓の衰えは進んでいるかもしれません。

チェックリスト

- □ 高血圧である
- □ 甘いものや炭水化物が大好きで血糖値が高め
- □ 最近、むくみがひどい
- □ 顔色が悪いと言われる
- □ 疲れが抜けなくなった
- □ 健康診断でクレアチニン値が高いと指摘された
- □ 健康診断で「尿たんぱく」が見つかった

いかがでしたか？
もし、あなたの腎臓が衰えているのだとすれば、何が原因なのでしょうか。

腎臓を痛めつける要因は複数あります。
よく言われているように塩分の取り過ぎはＮＧですが、それだけでなく血糖値が高い状態も腎臓にダメージを与えます。**最近、注目されているのがハムやかまぼこなどの加工食品に含まれる「リン」と腎臓の関係性です。**これらについては本文で詳しく解説しています。

私が「老化」という視点で皆さんに申し上げたいのが、「肉食」による腎臓への悪影響です。

「肉食は長生きにいいんだよね、新聞やテレビでも言っていたよ」

そういう声をよく聞きます。

確かに近年、長生きの秘訣という趣旨で高齢者に「肉食」を勧めるケースをよく見かけます。105歳という長寿を全うされた、医学博士の日《ひ》野《の》原《はら》重明《しげあき》先生がステーキを頬張る姿は印象的でした。

ただし、肉食には注意すべき点があります。

肉に含まれる「メチオニン」という物質が、腎臓の衰えを加速させるのです。肉を食べてはいけないわけではありませんが、食べる頻度には注意を払う必要があります。最近は、糖質制限の観点から、日本人の食生活が肉食過多に偏りがちでもあるので、憂慮しています。

このメチオニンについては、2章で言及しています。

「では、どうすれば腎臓の衰えを防げるの?」

そう思う方に、ぜひ本書のメソッドを実践していただきたいのです。

元気な腎臓を保つには、生活習慣の見直しが必要です。しかし、何から手をつけていいかわからないという方も多いでしょう。また、生活習慣の見直しは、あまりにストイックに考え過ぎると、いわゆる「三日坊主」で終わってしまいます。

そこで、本書では「食」「運動」「呼吸」の3つの観点から、**簡単にできて、毎日続けやすい習慣をご紹介します。**

「食」では1日1杯飲むだけで、腎臓を元気にするスープ（肉は一切含まれていません）

「運動」では簡単な筋トレで腎臓の血流アップを促す方法

「呼吸」では腎臓と深い関係がある自律神経を整え、腎臓のパワーを復活させる方法を掲載しています。

人生１００年といわれる時代です。その後半生を、透析のための病院通いや、寝たきりでなく、日々元気で明るく過ごす一助になれば幸いです。

高取優二

目次

第3章 全体重の6割「水」こそ長生きのカギ

第4章 一見よさそうな習慣が、実は腎臓をダメにしている

第5章　元気な腎臓を取り戻す3つの方法

第6章

患者数の増加が危険視されている「慢性腎臓病」

第1章

腎臓が悪くなると全身の細胞と臓器が衰える

腎臓がなくなれば
体の中がゴミだらけに

想像してください。もしもあなたの住む町で、下水処理場やゴミ焼却施設といったライフラインがストップしたら、いったい何が起こるでしょうか。

キッチンで皿を洗った水も、浴室でシャンプーした後の水も、トイレで使った水も、排水口でたまったまま、流れていきません。

そして下水管が詰まってしまったら、何かの拍子で下水が逆流して、家じゅうの排水口から一気に吹き出します。

こうして家の床は、臭く濁った生活排水で水浸しになります。

また、ゴミ焼却施設の操業が止まると、ゴミを載せた収集車は行き場をなくします。ゴミ捨て場のゴミも徐々に増えていき、道路にまであふれてきます。カラスや猫がゴミ袋を漁《あさ》り、生ゴミがまき散らされて異臭を放ちます。

その結果、町はどんどん汚れ、不潔になります。

ライフラインについては「あって当たり前」なので、普段はほとんど意識が向けられていません。しかし、町の衛生を保って、住民が健康に暮らすために必要不可欠な存在なのです。

そして人間の体が町だとしたら、住民が全身の細胞で、ライフラインの役目を果たしているのは腎臓です。

もしも体から腎臓がなくなれば、細胞の活動で出てきたゴミ（老廃物）は排泄されません。そのために、体の中はゴミだらけになってしまうのです。

血液中にはたくさんのゴミが流れている

「腎臓は血液をおそうじするフィルター」

このたとえ話、多くの人が耳にしたことがあると思います。

車の場合は、ガソリンを燃料にして動く際に、排気ガスを外に出しています（電気自動車を除く）。それと同じように、人間は空気と水と食物を体内に入れて活動していますが、その結果、体内で発生する有害なゴミ（老廃物）や毒素は、体外に排出しなくてはなりません。

人間の体の細胞の数は、およそ37兆個といわれています。一つひとつの細胞が、血液で運ばれてきた栄養と酸素を受け取り、ゴミや二酸化炭素を戻しています。

○ 腎臓の位置と構造

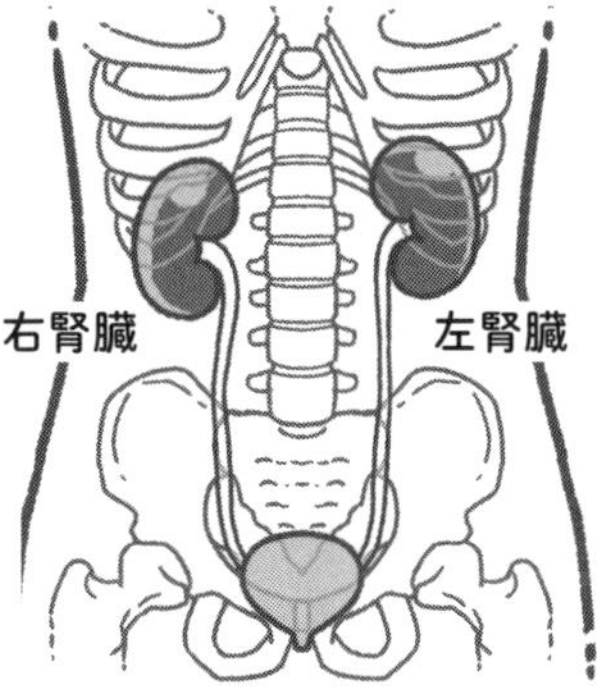

腎臓は背中側に2つある。

腎臓の内部については、外側は細い血管がびっしりと詰まっていて、複雑な構造をしている。
内側には尿を集める組織がある。

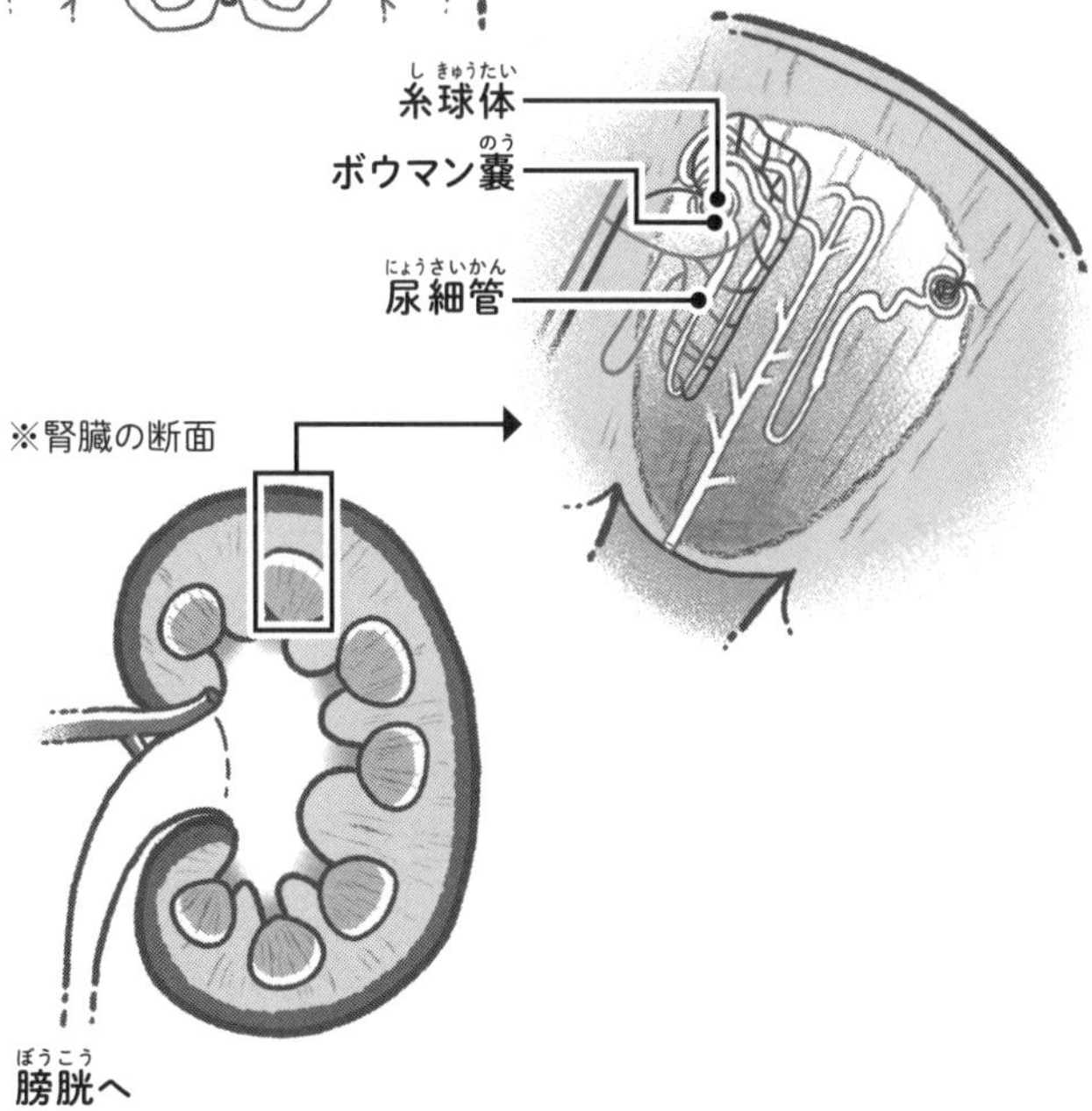

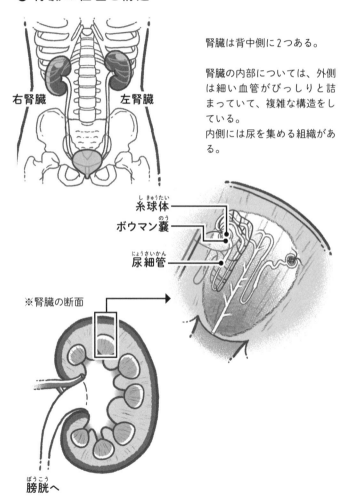

ゴミには、次のものがあります。

- 尿素窒素……たんぱく質が分解された後にできるゴミ
- クレアチニン……筋肉が運動するためのエネルギー源の燃えカス
- 尿酸……遺伝子の構成成分であるプリン体が、肝臓で分解されてできるゴミ

血液に乗って運ばれてきたゴミは、腎臓の糸球体《しきゅうたい》という組織でふるいにかけられて、不要なものは尿として排泄されます。つまり、尿は血液からできているわけです。腎臓の働きが低下してふるいがザルになると、血液中にゴミが残るだけでなく、必要なものは尿に混ざってどんどん出ていきます。

体のゴミの排泄というと、便を思い浮かべる人が多いかもしれません。しかし、便に含まれるのは食べ物の残りカスや腸内細菌の死骸《しがい》など、ほとんどが腸のゴミです。

一方、尿については、血液に乗って運ばれてくる、全身のゴミを排泄しているのです。便秘が数日続いても不快な程度ですが、尿が出なくなることは生命の危機につな

がる深刻な事態です。

この状態が続いたら、体にはゴミがたまっていきます。この章の冒頭でお話しした「ゴミ焼却施設のない町」「下水処理場のない町」のような状態になってしまいます。そして、心臓など全身の臓器は本来の働きができなくなり、命の危機にさらされます。

ただ、その変化は少しずつ起こるので、自覚症状はなかなか現れません。むくみや頭痛、だるさを感じるようになっているときには、すでに腎臓の機能低下はかなり進行しているので、「非常にまずい状態」になっています。

もしも体から腎臓がなくなれば、汚れ切った血液が全身を巡り、脳や心臓、肝臓などはゴミだらけです。そのために、全身の臓器は本来の機能を果たせなくなるのです。実は、これが、老化の大きな要因になります。

腎臓で尿がきちんと作られることで、血液中のゴミが取り除かれて、細胞が本来の働きを行える状態になっています。生命を維持するために、とても重要な働きなので、詳しくは第2章で説明します。

全身の6割を占める「水」をコントロールしている

そして、腎臓にはもう一つの大きな役割があります。意外と知られていませんが、全身の「水」をコントロールしているのです。人間の全体重の6～7割は水であるといわれています。つまり、全身の水が適切に保たれていることと、体が健康であることとは密接に関連しているわけです。

体内の水分を、体液といいます。細胞の外にある体液が細胞外液、細胞の中にある体液が細胞内液です。

腎臓は体液の「量」と「質」の両方に関わっています。水分は多過ぎるとむくみなどを引き起こしますし、少ないと脱水症状になります。

「質」とは、体液に含まれている電解質（イオン）のこと。神経や筋肉の細胞が活動するために重要な働きを担っています。心臓の筋肉が収縮するのも、電解質が働いているのです。

電解質には、ナトリウム、カリウム、カルシウム、マグネシウム、リンなどがあります。

その影響は、全身の細胞の一つひとつに及びます。腎臓は体液のコントロールを通じて、全身の臓器とやり取りをしていて、全身の臓器間ネットワークの要であるともいわれています。

なぜ、腎臓にこのような役割があるのか。それは、尿を作る器官だからです。尿の量を調節することで、全身の水分量をコントロールしているだけでなく、その過程で再吸収した水分の質も腎臓の尿細管《にょうさいかん》という組織で、バランスが調節されています。詳細は、3章で解説します。

もしも、腎臓が衰えると、全身の細胞、ひいては臓器の活動に影響が出ます。こうしたことは、老化にもつながる話です。

「老化」とは臓器が本来の役割を果たせなくなること

皆さんは、「老化」とは何だと思いますか？

「モノが経年劣化するように、体も経年劣化するんでしょ」

その答え、間違いではないのですが、核心を突いてはいません。私が「老化とは何か」と問われれば、次のように答えます。

「老化とは、体内の臓器がアイデンティティを失うことである」

体の臓器や各器官にはそれぞれ、本来果たすべき役割があります。私はそれを、臓器の「アイデンティティ」と表現しています。何らかの事情で、臓器が本来の使命を果たせなくなることが「老化」であり、その先には死が待ち受けています。

なぜ、腎臓の衰えが真っ先に老化と結びつくかといえば、先に述べたように、体のゴミをおそうじできなくなり、そのうえ体内の水をコントロールすることができなくなるダブルパンチが、全身の細胞と臓器をむしばむからです。

さらに、腎臓は全身の老化に関係するだけでなく、腎臓自身も老化の影響を最も受けやすい臓器です。

なぜなら、腎臓は血管の塊といっていいくらい、血管が張り巡らされています。腎臓は糸球体《しきゅうたい》と呼ばれる毛細血管の塊が100万個以上詰め込まれています。

「人は血管とともに老いる」という有名な言葉がありますが、血管は年齢を経ていくと徐々に硬くなっていく、つまり動脈硬化が進行することが知られています。さらに、ストレスや栄養バランスの偏りといった生活習慣の悪化により、さらに血管の状態が悪くなることが知られています。糸球体の状態が悪化すれば、腎臓の衰えは加速し、それが全身へと波及する悪循環が起きるのです。

1分間に1ℓもの大量の血液が流れ込む

腎臓は、背骨を挟んで左右に1個ずつある、握りこぶし程度の大きさの臓器です。形はソラマメに似ています。そして、1個の重さは150g程度です。そんな小さな腎臓に、心臓から出た血液のおよそ5分の1が流れ込んでいます。その量は、1分につき800〜1200㎖にも及びます。

これほど多くの血液が腎臓に送られてくるのは、先述したように、血液中のゴミを取り除き、尿として排出するからです。

実は、腎臓はさまざまな役割を担っています。体内の水分量と濃度を調節することについては、すでに触れましたが、そのほかにも次の働きを行います。

- 血圧を調整する
- 血液を弱アルカリ性に保つ
- 赤血球の数をコントロールする
- ビタミンDを活性化させる

以下、それぞれの役割について解説していきます。

○血圧を調整する

腎臓は、血液の浄化器官です。全身のゴミを取り除くには、腎臓に十分な量の血液が絶えず流れ込んでくる状態にしておく必要があります。

血流量を維持するために、腎臓は血圧を上げるレニンというホルモンを分泌して、血圧を調整しています。

○血液を弱アルカリ性に保つ

健康な状態のときは、血液は弱アルカリ性に保たれています。

ところが、体の細胞が糖質やたんぱく質、脂質といった栄養を使うと、乳酸など酸性の物質がたくさん作られて、血液が酸性に傾きます。余分な酸は、腎臓の糸球体から尿として排泄されたり、肺から二酸化炭素として排出されたりしています。

それでも血液が酸性に傾いている場合には、腎臓の尿細管で調節されて、弱アルカリ性に保たれています。

腎臓の働きが悪くなると、酸性に傾いた「代謝性アシドーシス」と呼ばれる状態になり、吐き気や脱力感、疲労感などが現れます。

○ 腎臓の6つの働き

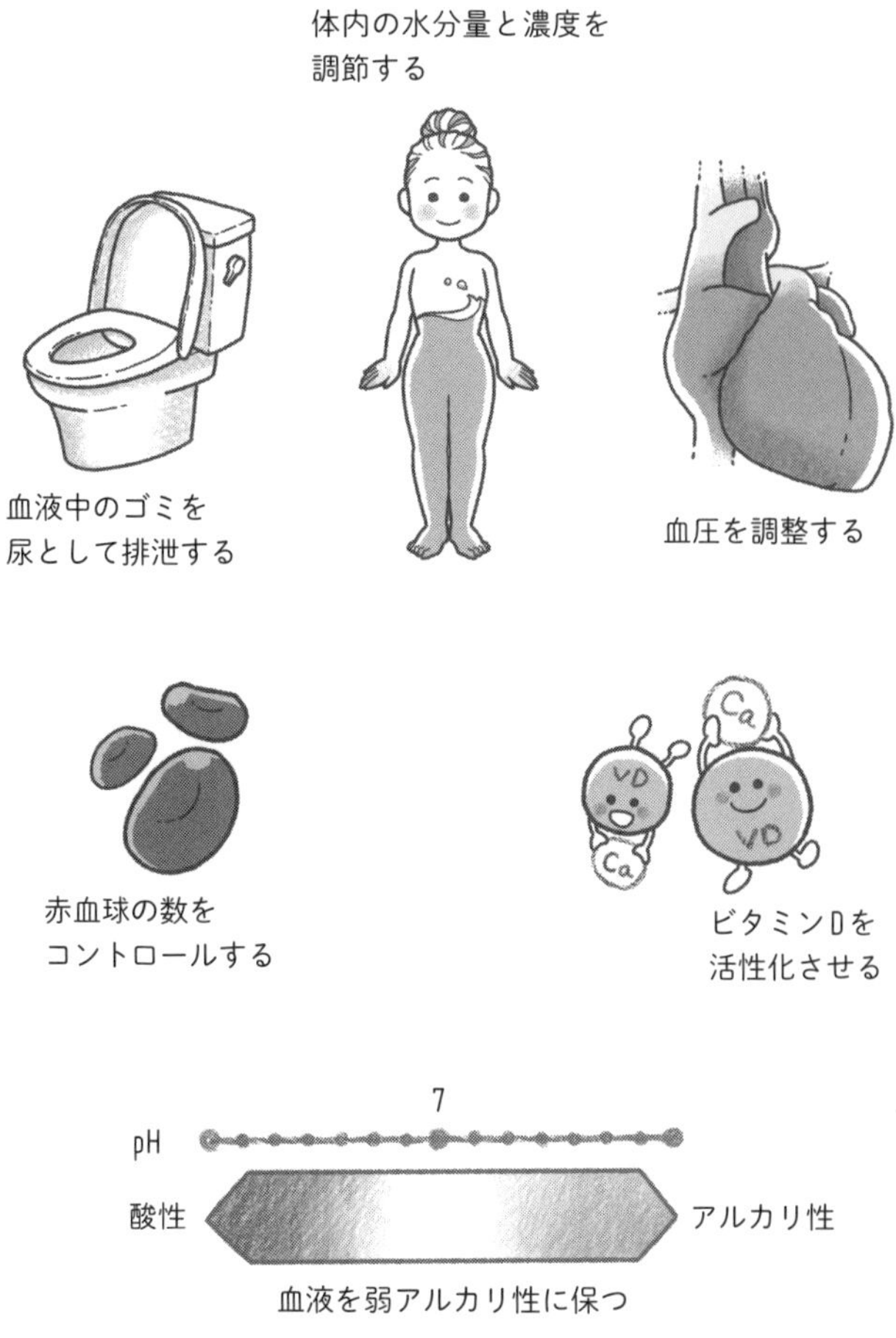
体内の水分量と濃度を
調節する
血液中のゴミを
尿として排泄する
血圧を調整する
Ca
VD
赤血球の数を
コントロールする
ビタミンDを
活性化させる
7
pH
酸性
アルカリ性
血液を弱アルカリ性に保つ

○赤血球の数をコントロールする

腎臓から分泌される造血刺激ホルモンのエリスロポエチン（EPO）によって、骨髄での赤血球の生産が促されます。

○ビタミンDを活性化させる

骨の健康を保つビタミンDは、肝臓に蓄積され、腎臓に移ると活性化します。活性化したビタミンDは、小腸からのカルシウムの吸収を促進します。

ですから、腎臓の機能が低下するとカルシウムの吸収が悪くなり、骨がもろくなる骨粗鬆症《こつそしょうしょう》などの原因になることもあります。

ここまで紹介してきた項目の中で、「血圧を調整する」は降圧剤、「血液を弱アルカリ性に保つ」は重曹、「赤血球の数をコントロールする」は専用の薬、「ビタミンDを活性化させる」はビタミンD製剤を与えることで、働きを補うことは可能です。

一方、「細胞が出したゴミを尿として排泄する」と「体内の水分量と濃度を調節する」は薬ではコントロールできません。

腎臓は体の中であまり目立ちませんが、ほかの臓器を調整する監督のような存在です。

機能が低下しても症状が出にくいのですが、慢性腎臓病が進行すると、心臓や脳、そして血管にも悪影響が及びます。そして、心筋梗塞《しんきんこうそく》や脳卒中、感染症などでの死亡率が跳ね上がるのです。そのため、慢性腎臓病は「サイレントキラー（沈黙の殺し屋）」と呼ばれることもあります。

老化を防ぎ、寿命を延ばすためには、腎臓の機能を守ることが重要です。

腎臓は、肝臓と並ぶ解毒の要所

解毒とは、有害な物質を分解して無毒化し、体の外に排泄することです。この働きは「デトックス」とも呼ばれています。

体の中では肝臓が、アルコールや薬、タバコに含まれるニコチン・タールなどを解毒していることは、よく知られています。

しかし、実は腎臓でも解毒が行われているのです。

さらに、肝臓で解毒された物質の大部分が、腎臓から尿として排泄されています。

その点でも、腎臓は解毒の要所といえます。

特に薬については、腎臓で解毒されているものが数多くあります。代表的な薬が、インスリン製剤です。

インスリンは、膵臓《すいぞう》から分泌されるホルモンで、血糖値を下げる働きがあります。このインスリンの分泌が体内で不足しているときに、外から補充するためにインスリン製剤が使われています。

体で足りないものを補うために、必要な薬を安全に使うには、腎臓の機能を維持することが大切です。

高齢者に多く見られるのですが、普段から薬を大量に飲んでいると、解毒で腎臓が酷使されてしまいます。

薬は必要なときに、必要な分だけを服用するように心がけ、腎臓への負担を軽減して、解毒機能を守りましょう。

年齢を重ねると腎臓が縮んでスカスカに

腎臓の重さと大きさは、30代をピークに、加齢とともに減っていきます。60歳を超えると、1年で16㎤ずつ腎臓の容積が減少するとされています。

なぜかといえば、加齢に伴う動脈硬化などの影響で、糸球体をはじめとする腎臓の組織が機能を失って内部がスカスカになり、腎臓自体が縮小するからです。

変化するのは、大きさだけではありません。腎臓の内部の組織が壊れたり、硬くなったりして、役割を果たせない状態になるのです。

それだけ、腎臓は機能低下が起きやすい臓器です。早ければ、20代以降に起こり始めます。そして何の対策も打たずに、ストレスまみれの生活を送ったり、健康に気を

○加齢による腎臓の構造の変化

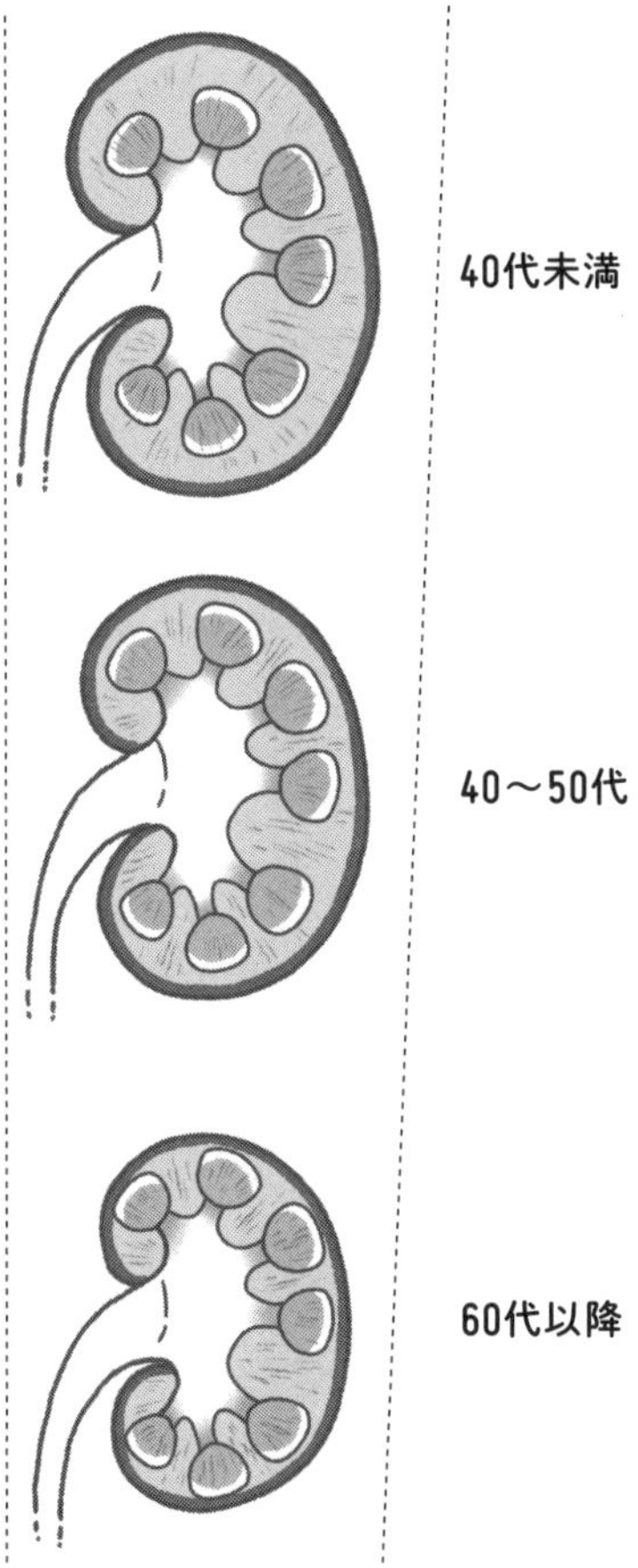

※上の図は、腎臓の断面

年を取るとともに、腎臓の大きさは小さくなっていく。その内部の組織も、硬くなって縮み、機能を果たせなくなる。

配らない生活習慣を続けていたりしていれば、腎臓の縮小は加速する一方です。

対策を取るのは早いに越したことはありませんが、可能なら40代になったら腎臓をいたわる生活を送るように心がけることをお勧めします。

ただし、すでに40代を超えていたとしても、悲観する必要はありません。本書を読んで、今からでも腎臓をいたわる生活習慣と併せて、本書の5章のメソッドを実践してください。元気な腎臓を保つことができ、老化を少しでも遅らせる手助けになることを、私が保証いたします。

第2章

腎臓は体の毒素を取り除くフィルター

全身の老廃物を排泄するのは、便ではなく尿

「体の老廃物は、何によって排泄されていると思いますか」

この質問に対して、多くの人が「便」と答えるでしょう。残念ですが、間違いです。正解は「尿」です。

便の成分のほとんどは、消化管を通った食べ物のカスや腸内細菌の死骸《しがい》など、腸のゴミ（老廃物）です。それに対し、腎臓から尿として排泄されるのは、全身の臓器を巡った血液に含まれる細胞のゴミ。さらに、体内の毒素も腎臓から排泄されています。

体の中で、たんぱく質が合成と分解を繰り返している状態を動的平衡《どうてきへいこう》といいます。一見同じ状態に見えても常に変化し続け、人体の恒常性を保っています。古くなったたんぱく質は分解され、尿素窒素といった物質になって腎臓から排泄されています。尿が出なくなれば、ゴミが滞って、毒性を持つようになった物質が血液の中にたまっていきます。こうして引き起こされるのが、「尿毒症《にょうどくしょう》」です。

尿毒症になると、次のような症状が現れる恐れがあります。

- 体が疲れやすく、すぐにだるくなる
- 食欲が低下する
- 全身がむくむ
- 皮膚が黒ずむ
- 骨がもろくなる
- 目が見えにくくなる
- 思考力が低下する

毒素が体中を回るということは、これだけ全身の機能が落ちてしまうのです。

便通については2～3日ぐらいなくても不快な程度で、特に問題なく過ごせるでしょう。しかし、もしも尿が1滴も出ない時間が1日以上続いたら、命の危機に陥る可能性があります。

尿が出ることがあまりにも当たり前の現象なので、軽く考えられがちですが、私たちの体にとって重要なことです。

体のゴミの排泄と解毒の本質は、実は腎臓にあるのです。

血液をきれいにするフィルターは血管の塊

腎臓は、血液中のゴミをろ過するフィルターとして働いています。
フィルターの役割を果たしているのが、「糸球体《しきゅうたい》」です。細い毛細血管が毛糸玉のように丸まってできていることが、この名前と関係しています。直径が0・1〜0・2㎜という小さな組織で、1つの腎臓に約100万個もあります。

通常の毛細血管は、栄養と酸素を細胞に供給しています。それとは働きが異なり、糸球体の毛細血管はひたすら血液をろ過して、きれいにしています。

そして、ろ過をするために、血管の内部の圧力が高くなっています。ほかの部位の毛細血管の血圧は約15㎜Hgですが、糸球体は約50㎜Hgと3倍以上なのです。

糸球体の壁には、無数の小さな穴が開いています。この穴からは、血液の小さなゴミなどがふるい落とされて尿の元である原尿《げんにょう》が作られ、赤血球や大きなたんぱく質は残されます。いわば、小さな穴に血液をぶつけてふるい落とすために、ほかの血管よりも血圧が高くなっています。こうして、必要なものとゴミが仕分けられています。

通常の場合、1日におよそ150ℓ（家庭の浴槽1杯分）もの原尿が作られています。ただ、最終的に尿として排泄されるのは1・5ℓ程度です。

原尿の時点では、ゴミだけでなく、アミノ酸やブドウ糖、ビタミン、ミネラルといった有用な成分もたくさん含まれています。糸球体でふるいにかけられる段階では、穴を通過したすべての物質が含まれているからです。そのため、原尿の99％は、尿の通り道である「尿細管《にょうさいかん》」で再吸収されます。尿細管については、第3章で解説します。

糸球体は「ボウマン嚢《のう》」という袋に包まれ、ボウマン嚢は原尿を受け止めます。糸球体とボウマン嚢、尿細管を合わせて、「ネフロン（腎単位）」といいます。

○ネフロンの構造

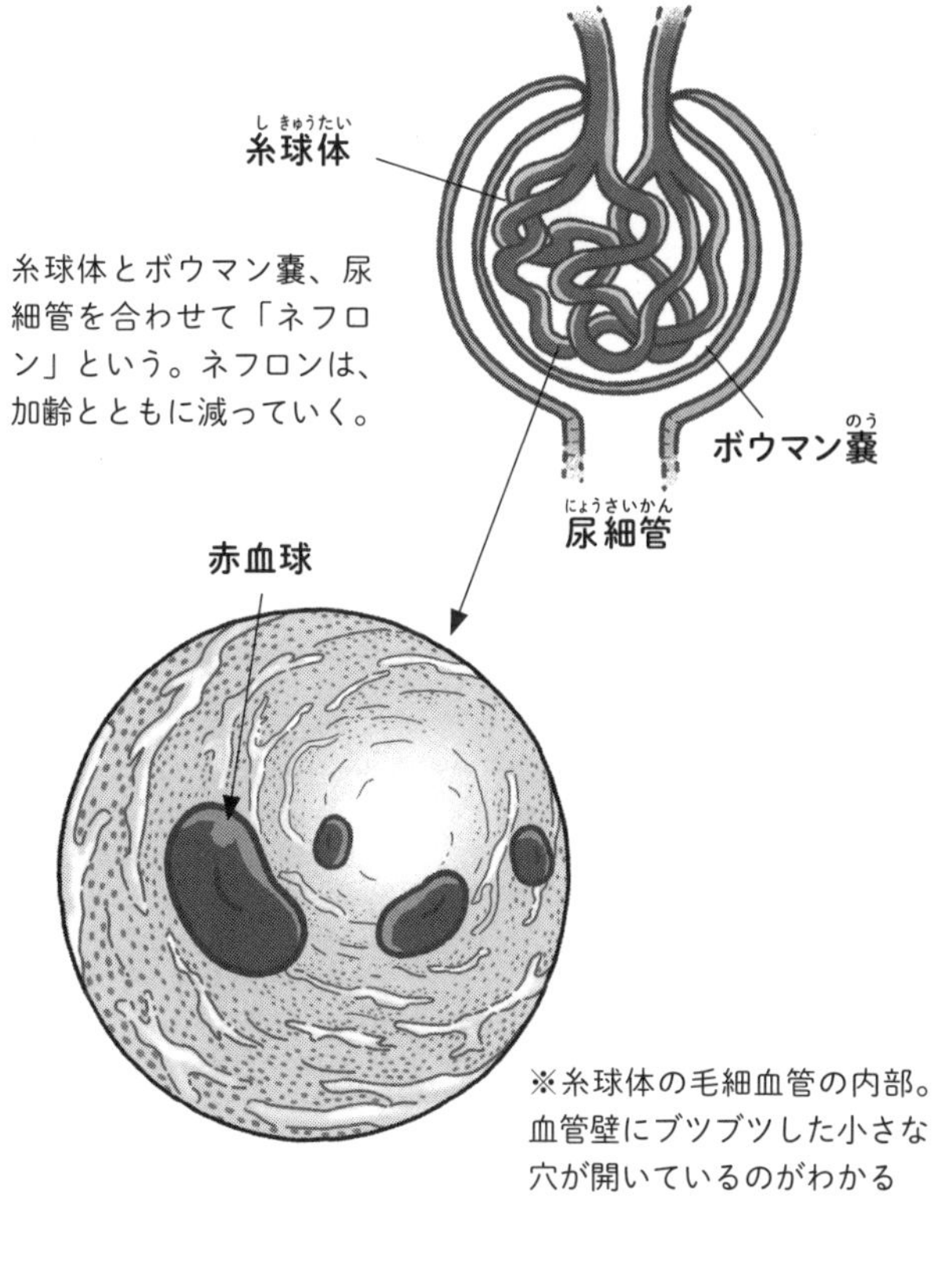

※糸球体の毛細血管の内部。血管壁にブツブツした小さな穴が開いているのがわかる

赤血球やアルブミンというたんぱく質など大きなものは、血管壁の穴を通れないが、ゴミや毒素などさまざまな物質は、この穴から血管の外に排出されている。

フィルター機能は年を取るとともに壊れて、消えていく

腎臓の重さも大きさも、30代をピークに、加齢とともに減っていきます。その理由は、糸球体が壊れて、消えていくからです。

糸球体の毛細血管は血液のろ過のために、ほかの部位よりもはるかに血圧が高くなっています。これは、肌が痛くなるほど水圧が強いシャワーを、ずっと浴び続けているような状態です。年齢を重ねるほど、糸球体の血管壁に負担がかかる時間が長くなるので、糸球体の毛細血管は壊れてしまうのです。

同時に、尿細管に酸素と栄養を運ぶ血液が流れなくなり、尿細管も縮んで、ネフロンの数が減っていきます。血液中のゴミをろ過する働きが衰えます。

そして、強い圧力を受け続けた糸球体の血管壁の穴が大きくなり、体に必要なたんぱく質や、血液の成分などが尿として排出されてしまいます。こうした症状が、たんぱく尿と血尿です。

糸球体の血管壁をコーヒーのペーパーフィルターにたとえると、破れた状態で使っているようなものです。

大きな穴が開いたペーパーフィルターに粉を入れてお湯を注ぐと、せっかくのコーヒーに粉が混ざって台無しになります。

それと同じことが、腎臓でも起こっているのです。

一部の糸球体がなくなると、残った正常な糸球体がその能力を超えて処理をしようとします。このオーバーワークの状態を「糸球体過剰ろ過」といいます。

糸球体過剰ろ過は、長くは続きません。残った糸球体への負担がいっそう重くなり、正常だった機能が衰えて、脱落していくからです。

加齢による腎臓の変化は、避けられません。老化とともに腎臓は機能が低下していき、一度失った機能は取り戻せないのです。

では、高齢者は全員が腎臓病なのかといえば、そうではありません。年を取っても正常な腎機能を保っている人もいます。一般的に、腎機能が10％を下回れば、透析が必要といわれます。生涯、そのラインを下回らないように気をつけることが重要です。

腎機能を低下させる要因は、生活習慣やストレスにより、腎臓への負担が大きくなることです。

例えば、高血圧になると、糸球体の毛細血管の血圧もいっそう高くなります。それから、血液中のゴミが増えると、糸球体がふるいにかける量も増えます。こうしたことが、糸球体への負担を大きくして、老化を加速させるのです。そのため、高血圧の改善や、血液中のゴミを増やさない食習慣が、腎臓の機能を守る上で大切です。

腎臓は全身の血管の状態を映し出す鏡

全身の血管は、すべてつながっています。
そのため、どこか1カ所の血管で動脈硬化などのトラブルが起こっていたら、ほかの場所で同じことが発生していても不思議ではありません。

体の中で血管のトラブルがいち早く現れるのが、腎臓です。

腎臓の糸球体は、赤血球がやっと通れるくらいの細さの毛細血管が、毛糸玉のように丸まった組織です。そんな糸球体が、1つの腎臓には約100万個もあります。

このように、腎臓は細い血管の塊なのです。ですから、血管の変化が腎臓の機能に大きく影響を及ぼします。

腎機能の低下は、腎臓の血管にトラブルが発生していることの現れです。そして将来的には、心臓や脳などの血管でもトラブルが起こると考えられます。

実際、腎機能が落ちている人ほど狭心症や心筋梗塞《しんきんこうそく》、心不全、脳卒中になりやすいという報告もあります。

腎臓は泌尿器科の臓器なので、その役割は「ただ尿を作るだけ」と思われがちです。しかし、「心腎連関《しんじんれんかん》」といわれるように、心臓や血管など循環器と密接な関係があり、影響し合っています（詳しくは87ページ参照）。

そんな腎臓だからこそ、「全身の血管の状態を映し出す鏡」なのです。

腎機能低下の元凶は毛細血管に起きる小さな炎症

血管は、体の隅々にまで張り巡らされています。太い血管も細い血管もすべてつなぎ合わせると、**1人の人間の血管の長さは10万kmになります。**これは、地球2周半に相当します。

血液は、心臓から押し出されて血管を流れます。心臓から全身に向かう血管が動脈で、全身から心臓に向かうのが静脈です。

動脈硬化とは、その名のとおり、動脈の壁が硬くなることです。中高年に生じると思われがちですが、実は子どもの頃に始まっていて、若い間も徐々に進行しています。

かつては、血管に過剰な脂質がたまって動脈硬化が起こるとされていました。

しかし最近では、いろいろな要因が絡み合って、血管に慢性的な炎症が生じ、血管壁が厚くなったり硬くなったりすることが明らかになっています。その炎症は、ごく低レベルの微《び》小炎症《しょうえんしょう》なので、じわじわと血管をダメにしていくのです。

動脈硬化には、①粥状《じゅくじょう》動脈硬化（アテローム性動脈硬化）・②メンケベルク型動脈硬化（中膜硬化）・③細動脈硬化の3つのタイプがあります。詳しくは、次のとおりです。

①粥状動脈硬化（アテローム性動脈硬化）

一般に動脈硬化といえば、このタイプを指すことが多く、血管壁におかゆのようなもの（粥腫《じゅくしゅ》、アテローム）が作られ、血管がふさがれ血液の流れがせき止められた状態です。狭心症や心筋梗塞、脳梗塞、大動脈瘤《だいどうみゃくりゅう》、腎梗塞、手足の壊死《えし》などにつながります。

動脈は、内側から内膜・中膜・外膜という3つの層で構成されています。内膜の表面を覆い、血液と接しているのが内皮細胞です。

◯ 動脈硬化による血管の変化

血管の構造

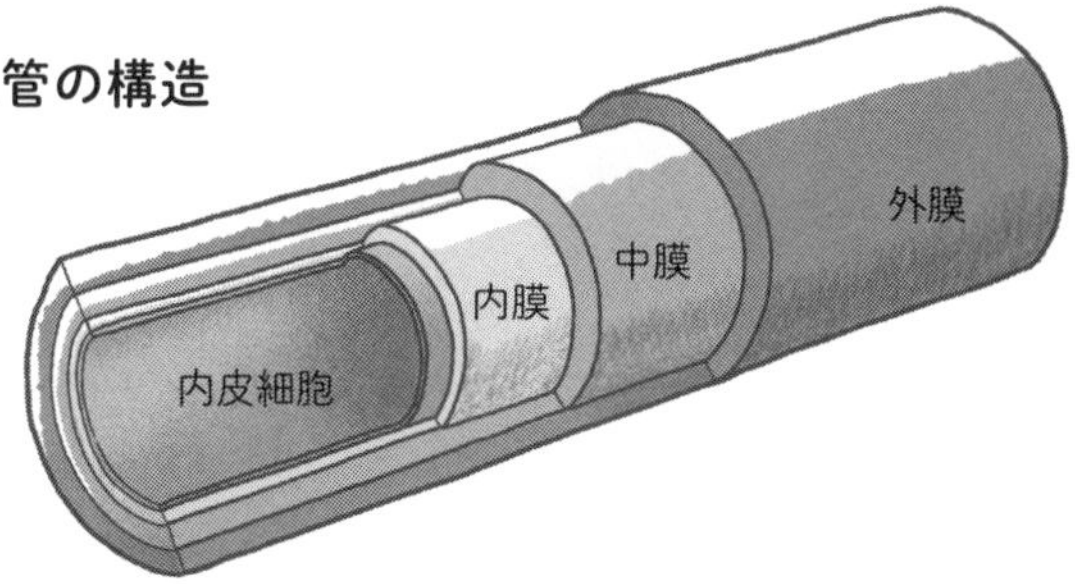

動脈硬化の種類

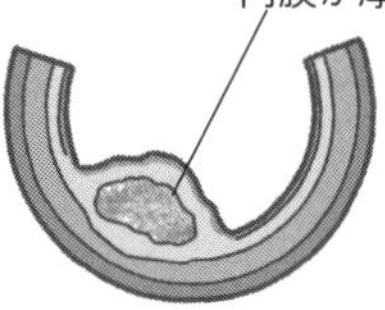

粥状《じゅくじょう》動脈硬化

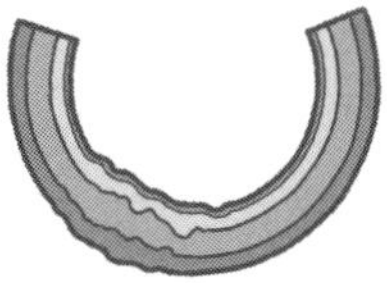

メンケベルク型
動脈硬化

中膜が壊れやすくなる

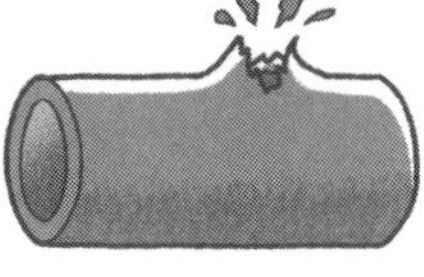

細動脈硬化

3層がもろくなる

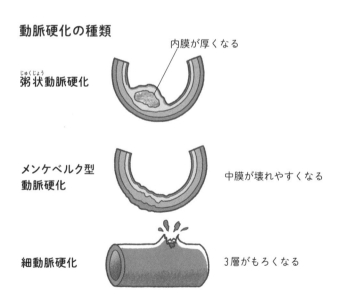

血圧の上昇などが原因で血管壁が傷つくと、そこから悪玉コレステロール（LDLコレステロール）が入り込みます。それが酸化されて「酸化LDL」になると、内皮細胞へ取り込まれ、内膜の傷害が進みます。

また、白血球の一つであるマクロファージが酸化LDLを食べると、ドロドロの塊（泡沫《ほうまつ》細胞）に変化して血管にたまっていきます。こうして、血管が狭くなります。

②メンケベルク型動脈硬化（中膜硬化）

リンやカルシウムといったミネラルが動脈の中膜にたまって、骨のように硬くなる現象（石灰化《せっかいか》）が生じるもので、一般に血管は狭くなりません。

③細動脈硬化

主に高血圧が原因で発生する動脈硬化で、直径0・2㎜程度の細い動脈に見られます。中膜の壊死や細胞死によって血管壁が薄くなり、弾力性が失われます。また、一部分が膨れ上がってこぶ（小動脈瘤《しょうどうみゃくりゅう》）ができます。

その結果、腎臓が萎縮して硬くなる「腎硬化症」になります。

腎臓の血管では、3つのタイプの動脈硬化が複合的に起こっています。そして、糸球体の血液の流れが悪くなると、ろ過機能が低下します。同時に、糸球体自体が硬くなって、壊れやすくなります。

腎臓は細い血管の塊なので、腎臓病の大部分は血管が壊れていく病気だといえます。血液の成分やたんぱく質が尿に含まれてしまう血尿・たんぱく尿は、糸球体の毛細血管が壊れた結果として起こります。血液中のゴミをろ過する糸球体のフィルター機能が低下して、サイズの大きい赤血球やたんぱく質が漏れ出しているのです。

しかし、腎臓だけに目を奪われていると、機能低下を防ぐことはできません。全身の血管を丸ごと見ていく姿勢も必要なのです。

血管の健康を考える上で、最も重要なのが動脈硬化への対策です。

高血糖で「酸化」と「糖化」のダブルパンチが起きる

以前は「血管に過剰な脂質がたまって、動脈硬化が起こる」と考えられていました。そのため、食事についても脂質の取り過ぎを避けるように指導が行われていました。

しかし今では、脂質よりもブドウ糖（グルコース）などの糖質のほうが問題視されています。

食べ物に含まれる糖質が小腸から吸収されると、血液中のブドウ糖が増えます。その量が多い「高血糖」になると、ブドウ糖が血管の壁にある内皮細胞に入り込んで傷つけます。すると、活性酸素が発生します。

活性酸素は、攻撃力が強く、体内で細菌やウイルスを撃退しています。しかし、増え過ぎると、正常な細胞を攻撃したり、物質を劣化させたりするのです。これが「酸化」と呼ばれる現象です。鉄が酸化されるとサビますが、同様に、体内でもサビが発生しています。

さらに、内皮細胞に入り込んだブドウ糖は、細胞の中のたんぱく質と結合します。そして体温で熱せられると、糖化が起こります。

糖化は、トーストにたとえることができます。食パンをトーストすると、褐色のコゲができて、サクッとした食感に変化します。これはパンのたんぱく質と糖質が、熱によって糖化されたためです。トーストしたパンのコゲはおいしいのですが、体内で起こるとデメリットをもたらします。

たんぱく質とブドウ糖が結びついてできたAGE（終末糖化産物）は、体の中の正常な組織にくっついて、炎症を起こします。

炎症からはたくさんの活性酸素が発生します。そのため、血管の内部にＡＧＥがくっつくと、その周りも酸化されて、ダメージを負うのです。

ダメージを受けた血管は、厚く、硬く、もろくなっていきます。つまり、動脈硬化が起こるのです。

血糖値が高い状態が続くと、やがて糖尿病を発症する恐れがあります。糖尿病の原因は、膵臓《すいぞう》で作られるインスリンというホルモンの分泌量が減ったり、その効きが悪くなったりすることで、血液中のブドウ糖の濃度である血糖値が高い状態が続くことにあります。

糖尿病の3大合併症が「糖尿病性腎症」「糖尿病網膜《もうまく》症」「糖尿病性神経障害」です。体内の細い血管が高血糖でダメージを受けることで、手足のしびれや痛み、むくみ、視力低下などが現れます。

糖尿病性腎症は、慢性腎臓病の一つで、老廃物を取り除いて血液を浄化する透析《とうせき》の原因となる病気の第1位になっています（詳しくは、161ページ参照）。

たとえ糖尿病と診断されていなくても、食後に強い眠気やだるさを覚える人は、糖質の取り方に気をつける必要があります。食後1～2時間のうちに血糖値が急激に上昇し、ガクンと急降下する血糖値スパイクの可能性が高いからです。

眠気やだるさは血糖値が急激に下がるときに起こる現象で、ひどい場合には気を失ってしまいます。

それから、血糖値スパイクで活性酸素が大量に発生し、血管が傷つけられます。食事のたびに血糖値スパイクが繰り返されたら、動脈硬化に直結するのです。

腎臓の血管を守るために、血糖値の上昇を抑えるように心がけることが大切です。

動物性たんぱく質に含まれるメチオニンは腎臓の大敵

たんぱく質を構成しているアミノ酸の中で、体内で合成されないものを「必須アミノ酸」といいます。必須アミノ酸は体の外から補わなければならず、栄養学的には積極的に取ることが推奨されてきました。しかし、取り過ぎると、逆に老化を促す場合もあります。

そんな必須アミノ酸の一つが、メチオニンです。

メチオニンは、鶏肉や牛肉などの肉類、鶏卵、マグロやカツオなどの魚介類、牛乳やチーズなどの乳製品、豆腐や納豆といった大豆が原料の食品に多く含まれています。

メチオニンを過剰に摂取すると、血管の中に蓄積して悪玉コレステロール（LDLコレステロール）と結合することで、動脈硬化を引き起こします。

カロリー制限の効果を検証した動物実験で、メチオニンの含有量を減らしたエサを与えたネズミのグループは、そうではないグループと比べて腎機能が保たれて寿命が延長したと報告されています。

たとえ必要とされている栄養でも、年齢を重ねると体内でうまく利用されず、蓄積していくことで血管などにダメージを与える場合もあります。成長期の子どもや20～30代の「健康常識」が、そのまま40代以降にも当てはまるわけではありません。

メチオニンは、動物性のたんぱく質に含まれているものは腎臓に負担をかけますが、実は大豆などの植物性たんぱく質に含まれている場合、ほとんど吸収されません。たんぱく質を積極的に摂取する場合には、大豆など植物性の食品を選ぶようにしましょう。

加工食品に多い無機リンが動脈硬化を招く

腎臓は体内のさまざまな物質の量を調節しています。そのため、腎臓の働きが低下すると、特定の物質が血液中に異常に増えて、血管が傷つけられます。
そんな物質の一つが、リンです。

リンは、私たちが生きていく上で必須のミネラルです。体を動かすためのエネルギーになったり、代謝などで重要な役割を担ったりしています。
また、カルシウムとともに骨格を形成する働きもあります。

ところが、リンの過剰摂取によって血中のリン濃度が上昇すると、カルシウムとリ

リンを多く含む食品

有機リンが多い食品

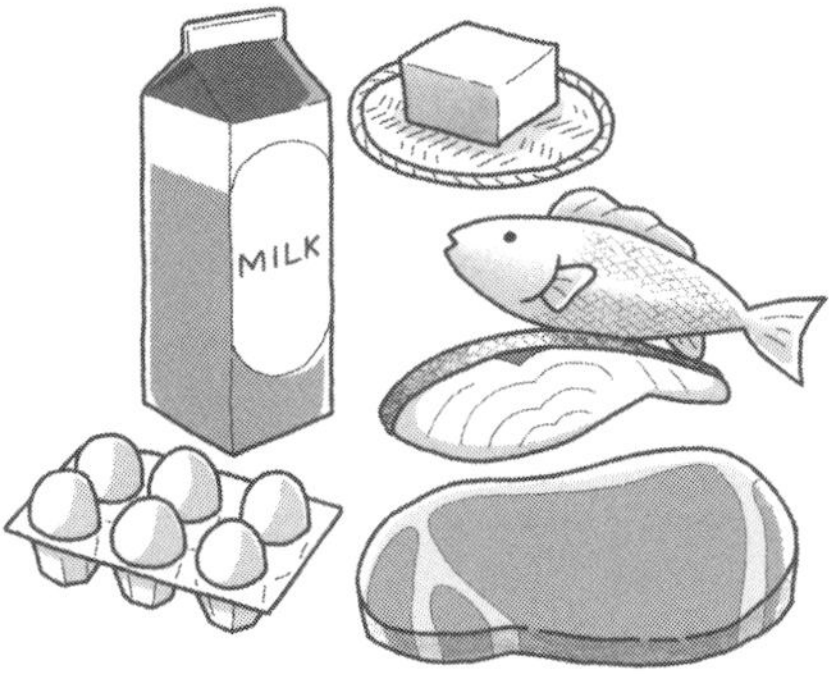

肉や魚、豆類、穀類など、たんぱく質が豊富な食品に多く含まれる。

［吸収率］
動物性食品　40〜60%
植物性食品　20〜40%

無機リンが多い食品

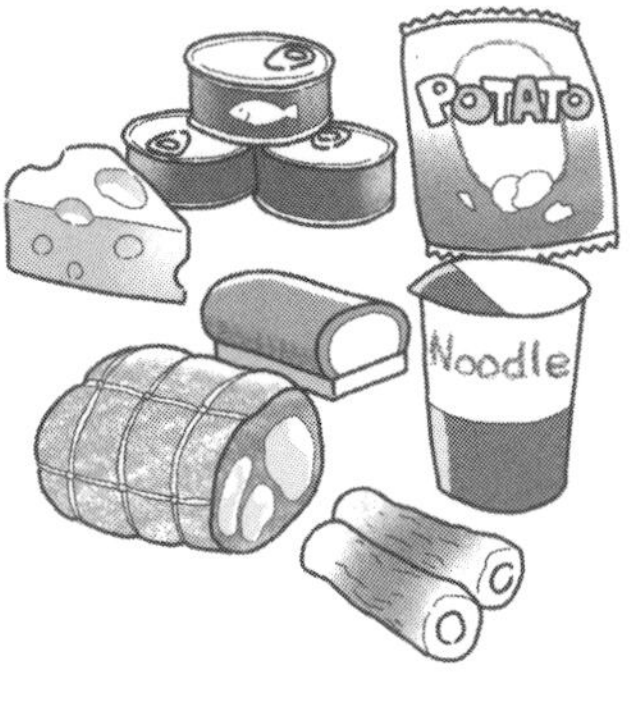

インスタント食品、ファストフード、ハムやウインナーなど肉加工品、練り物、菓子など、加工食品に多く含まれる。

［吸収率］
90%以上

ンのバランスが崩れ、骨から血液中にカルシウムが放出されます。そのため、骨のカルシウム量が減少する骨軟化症などのリスクが高まります。

また、血液中のリンが血管に入り込んで、骨のように硬くなる石灰化が起こります。それだけでなく、リンとカルシウム、血液中のたんぱく質が結びつくと、血管の内側を傷つけて炎症を起こしたり、石灰化を誘導したりします。

こうして、動脈硬化を引き起こすのです。

リンには、食品にもともと含まれている有機リンと、食品添加物に使われる無機リン（リン酸塩）の2種類があります。

有機リンは、たんぱく質が豊富な食品に多く含まれています。代表的なものは、肉や魚、卵、乳製品、豆類です。

それに対して無機リンは、ハムやベーコン、ちくわ、かまぼこ、プロセスチーズ、インスタント麺、缶詰、ファストフードなどの加工食品に、食品添加物として使われています。

現在の日本の食生活では、加工食品の利用が増えています。それに伴って、無機リンの摂取が多くなっているため、過剰摂取が問題となっています。

さらに無機リンは有機リンに比べて腸から吸収されやすく、血中のリン濃度を上昇させてしまうのです。

また、有機リンの中でも腸から吸収されにくいのは植物性の食品に含まれているリンです。

このように、一口に「リン」といっても、腸からの吸収のされやすさは食品によって異なります。

リンの摂取を抑えるために極端にたんぱく質を控えると、栄養不足に陥る恐れがあります。ですから、「吸収されやすさ」を基準に避けるといいでしょう。

最も避けたいのは、無機リンがたくさん使われている加工食品です。

次に気をつけたいのは、有機リンが豊富な動物性たんぱく質で、その中でも乳製品だと腸から吸収されやすいので、要注意です。

植物性たんぱく質の有機リンは、あまり吸収されません。

ですから、先に述べたメチオニンの観点からも、たんぱく質は植物性の食品で取るように心がけましょう。

コラム

必須アミノ酸でも40代以降は控えたいメチオニン

1990年代に、メチオニンを制限した食事の健康効果が明らかになってきました。例えば、メチオニンを80%カットしたエサをネズミ（ラット）に与えると、その寿命が42～44%も延びたという研究報告があります。そのほか、体重や脂肪の減少、酸化ストレスの低下、がん（悪性腫瘍《しゅよう》）の減少なども報告されています。

メチオニンは卵や乳製品、肉、魚など、多くの動物性食品に含まれている必須アミノ酸の一種です。メチオニンは体の成長に必要で、その制限は成長阻害を起こします。しかし、米国ペンシルベニア州立大学のジョン・リッチー教授などの研究者は、十分に成長した大人であれば、メチオニンを取らないほうが健康効果は期待できるし、体への悪影響もないと語っています。

日本でも、メチオニンについての研究が進められています。

腎臓に関する研究では、2型糖尿病と肥満を起こすように遺伝子を組み換えられたネズミ（ラット）に、たんぱく質をほとんど含まないエサを与えると、腎臓が保護されたものの、メチオニンをエサに添加したら、その効果がすべて打ち消されたと報告されています。

また、メチオニンが私たちの体で利用される過程でできた物質が、腎臓の尿細管の細胞に悪影響を及ぼしている可能性も発見されました。

慢性腎臓病の治療では、たんぱく質を制限するように指導されてきました。しかし今後は、たんぱく質の「量」より「質」を主体とした食事療法の有用性が研究されると指摘されています。

私自身、2019年から1年半ほど、メチオニン制限につながる菜食主義「ヴィーガン」を取り入れました。その結果、最高血圧が145㎜Hgから120㎜Hgに、最低血圧は90㎜Hgから75㎜Hgに低下しました（診察室で測定する血圧の基準値は、最高血圧は120㎜Hg未満かつ最低血圧は80㎜Hg未満）。

そして、過去1～2カ月の血糖値の状態がわかるヘモグロビンA1c（国際標準値〈NGSP値〉）は5・8％から5・4％へとなりました（ヘモグロビンA1cの基準値は、5・6％未満）。つまり、高血圧と糖尿病に関係する検査値が、基準値の範囲内に収まるようになったのです。

メチオニン制限に関するさまざまな研究データと、私自身の体験を踏まえて、初期の慢性腎臓病の患者さんにも試してもらいました。「初期」とはステージG1～3aで、GFR45以上のケースを指しています（慢性腎臓病とステージ、GFRについては第6章を参照）。

50代の慢性腎臓病の男性については、血圧・体重の低下、倦怠感《けんたいかん》・疲労感・便臭の改善が報告されました。また、80代の糖尿病性腎症の女性では、血圧が低下し、ヘモグロビンA1cも改善しています。

このように、腎臓の機能低下と関連の深い症状の改善が見られました。

近年、メチオニンが多く含まれる「肉類」を食べることが健康長寿の秘訣といわれることが増えました。105歳まで生きた医学博士の日野原重明《ひのはらしげあき》先生が、ステーキを食べていたことを覚えている人もいるかもしれません。

肉類が長生きにいいといわれる根拠は、多くの高齢者が不足がちになっているたんぱく質が豊富なこと、そして幸せホルモンとも呼ばれる「セロトニン」の分泌を促すことです。

確かに、そうした一面はあるかもしれませんが、腎臓にとって肉類の過剰摂取は悪影響であることはすでに述べました。

しかも、たんぱく質が豊富なこと、セロトニンの材料になるトリプトファンという物質が多く含まれているという条件は、大豆でも満たされているのです。

日野原先生も、肉食は週2回ほどであったと聞いております。どうしても肉類が好きな人は、それくらいに抑えるのがよいでしょう。

第3章

全体重の6割
「水」こそ
長生きのカギ

細胞の生命活動の場である「水」を調節

私たち人間は、空気で満たされた環境で生活しています。そして、外気から酸素を取り入れて二酸化炭素を吐き出すなどの、生命活動を行っています。

体の中にある細胞の場合、私たちにとっての空気に相当するのが水分、つまり体液です。人間の体の約60〜70%が水分で構成されているのは、細胞と細胞の間が体液で満たされていることなども関係しています。

体液には、細胞の間にある組織液のほかに、血液の液体成分である血漿《けっしょう》やリンパ液などがあります。また、細胞の内部も、細胞内液という体液で満たされています。

細胞が栄養や酸素などをやり取りする場は、組織液です。そして細胞の内と外で物質を移動させる際には、電解質（イオン）が重要な役割を果たしています。

電解質は、水に溶けると電気を帯びる物質です。主なものとして、ナトリウム、カリウム、カルシウム、マグネシウム、リンがあります。

そして、体内の水分量やpH《ペーハー》（水素イオン濃度。水溶液の酸性・アルカリ性を示す）などのバランスは、電解質によって保たれています。

組織液の電解質の濃度がどんどん変化してしまうと、それに伴って細胞は膨らんだり縮んだりして、物質のやり取りがうまくできなくなります。その状態が続けば、細胞は弱っていき、やがて死んでしまいます。

心臓の細胞が心臓としての、脳の細胞が脳としての役割を果たすには、体液の成分や濃度など、体内の状態が一定に保たれている必要があるのです。この「ホメオスタシス（生体恒常性）」を維持しているのが、腎臓です。

全臓器に指示を出す重要な役割を果たす

心臓から腎臓に送られてきた血液は、糸球体《しきゅうたい》でろ過されて、水分や老廃物などが原《げん》尿《にょう》という尿の元の液体になります。糸球体から出てきた原尿は、ボウマン嚢《のう》という袋で受け止められて、尿細管《にょうさいかん》に流れていきます。

1日当たり原尿は約150ℓも作られています。その原尿の99%が、尿細管で再吸収されて、血液に戻されます。

原尿の時点では、尿素窒素やクレアチニンなどのゴミ（老廃物）だけでなく、アミノ酸やブドウ糖、ビタミンなど有用な成分もたくさん含まれています。有用な成分は、水分と一緒に尿細管で再吸収されるのです。いわば、尿細管は原尿の水分量や、含ま

○ 原尿の99%を再吸収している尿細管

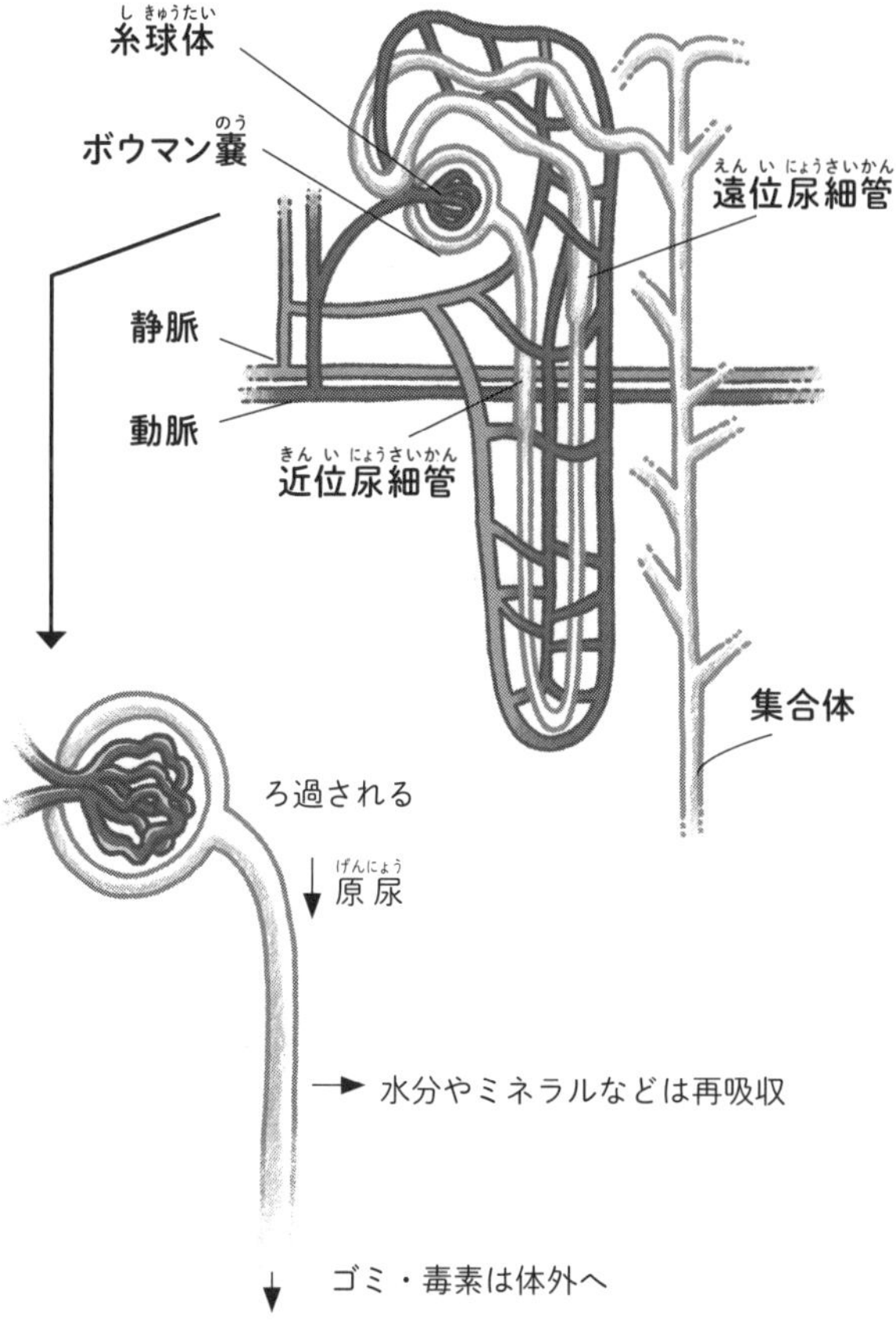

尿細管から吸収された水分などは、尿細管を支える間質を通って、血管の中に戻っていく。

れている成分を感知するセンサーのような役割を果たしています。

例えば、食事をして水分を取ったり、運動をして汗をかいたりすると、体から水分や塩分などが出入りします。

水分を取り過ぎたときには、体が水分を必要としていないため尿細管で再吸収される原尿の量が減ります。その量が少ないほど、体外に排出される尿の量は増えて濃度が低くなります。

逆に水分が不足したら、再吸収される原尿が増え、体外に排出される尿の量が減って濃度が高くなります。朝、起きたばかりの尿が濃いのは、寝ている間に水分補給ができないため、原尿の水分が再吸収され、その分濃くなるためです。

また、体液のｐＨが弱アルカリ性だと細胞は正常に働くので、酸性に傾いているときには尿細管で電解質の量が調節されて、バランスが保たれるようになっています。

腎臓は体液を一定に保つために、24時間休むことなく働き続けて、全身の細胞が活動するのに最適な状態を維持しているのです。

脳や心臓、腸などと比べると腎臓は地味で、注目されることはほとんどありません。しかし、総合的な役割を果たしています。

その役割は、舞台監督にたとえることができます。

舞台では演技をしている俳優が目立ちますが、全体を把握して俳優をサポートし、実質的に管理・運営しているのは監督です。観客からは見えないものの、舞台には欠かせない仕事をしています。

腎臓も同様に、私たちの気づかないところで、臓器の働きを下支えしている必要不可欠な存在なのです。

ちなみに、尿細管は第2章で言及した「酸化」の影響を受けやすい部位です。酸化が進むと、まず傷つくのは血管ですが、尿細管もダメージをまぬがれることはできません。

特に、尿細管は普段からゴミや尿毒素と接している箇所なので、より酸化しやすいと考えられます。尿細管を健全な状態で保つためにも、できるだけ血液中のゴミや毒素、AGEなどを少なくすることが重要です。

赤血球の数や血圧をコントロール

ホルモンとは、体内の機能を調節する物質です。腎臓から分泌されるホルモンで、代表的なものは次の2つです。

○全身に酸素を運ぶ赤血球の数をコントロールするエリスロポエチン

全身に酸素を絶え間なく送り続けるために、成人では1日に2000億個もの赤血球が骨髄《こつずい》で作られています。外気の酸素濃度が低い高所にいるときや、ケガなどで出血しているときには、赤血球が作られる数が増えます。

陸上選手が取り入れている「高地トレーニング」にも、腎臓が関係しています。なぜ、高地トレーニングが有効なのかといえば、酸素が少なくなっていることを腎臓が感知して、骨髄に赤血球を作るようにメッセージを送るので、血中の酸素濃度が高まるのです。高地で「肺が鍛えられた」というよりも、あくまで腎臓のサポートのおかげというわけです。

赤血球の生産を促す造血刺激ホルモンのエリスロポエチン（ＥＰＯ）を分泌しているのが、尿細管を支えている間質《かんしつ》という組織です。つまり、赤血球の数は腎臓によってコントロールされているのです。

腎臓の機能が低下すると、エリスロポエチンが作られにくくなり、貧血になりやすくなります。

○血圧をコントロールするレニン

尿細管は全長４～７㎝の曲がりくねった管で、遠位尿細管の近くに傍糸球体細胞《ぼうしきゅうたいさいぼう》があります。

尿細管を流れる尿の量によって、傍糸球体細胞は糸球体が血液をろ過する量を調節

腎臓から分泌されるホルモン

赤血球の生成を促すエリスロポエチン

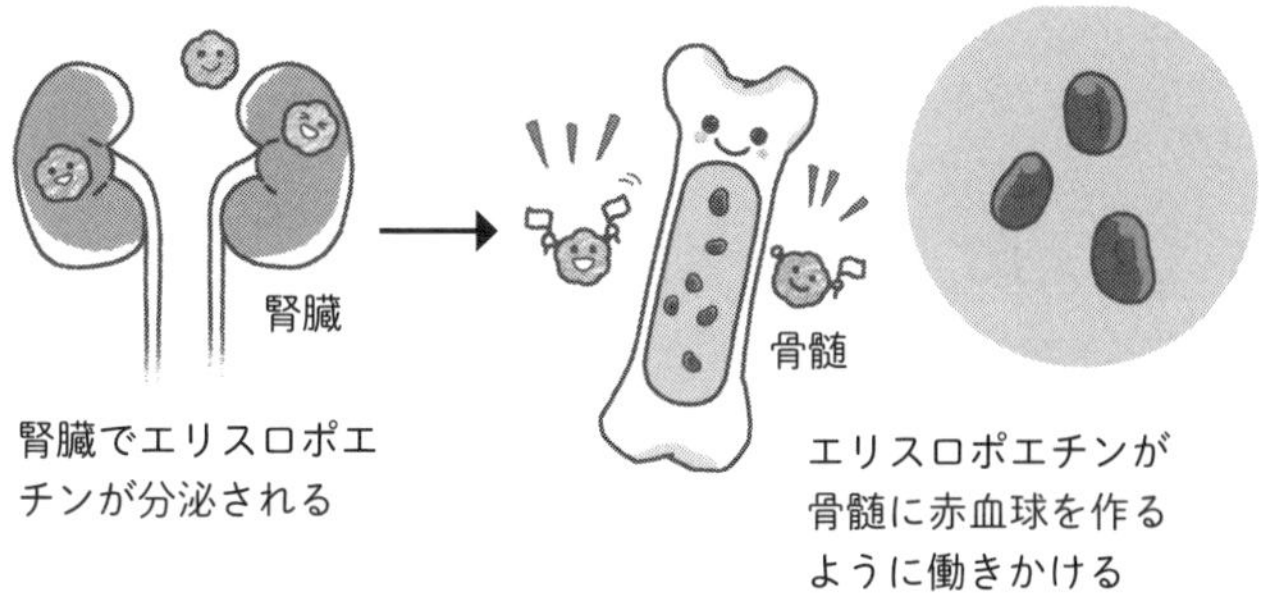

血圧を上昇させるレニン

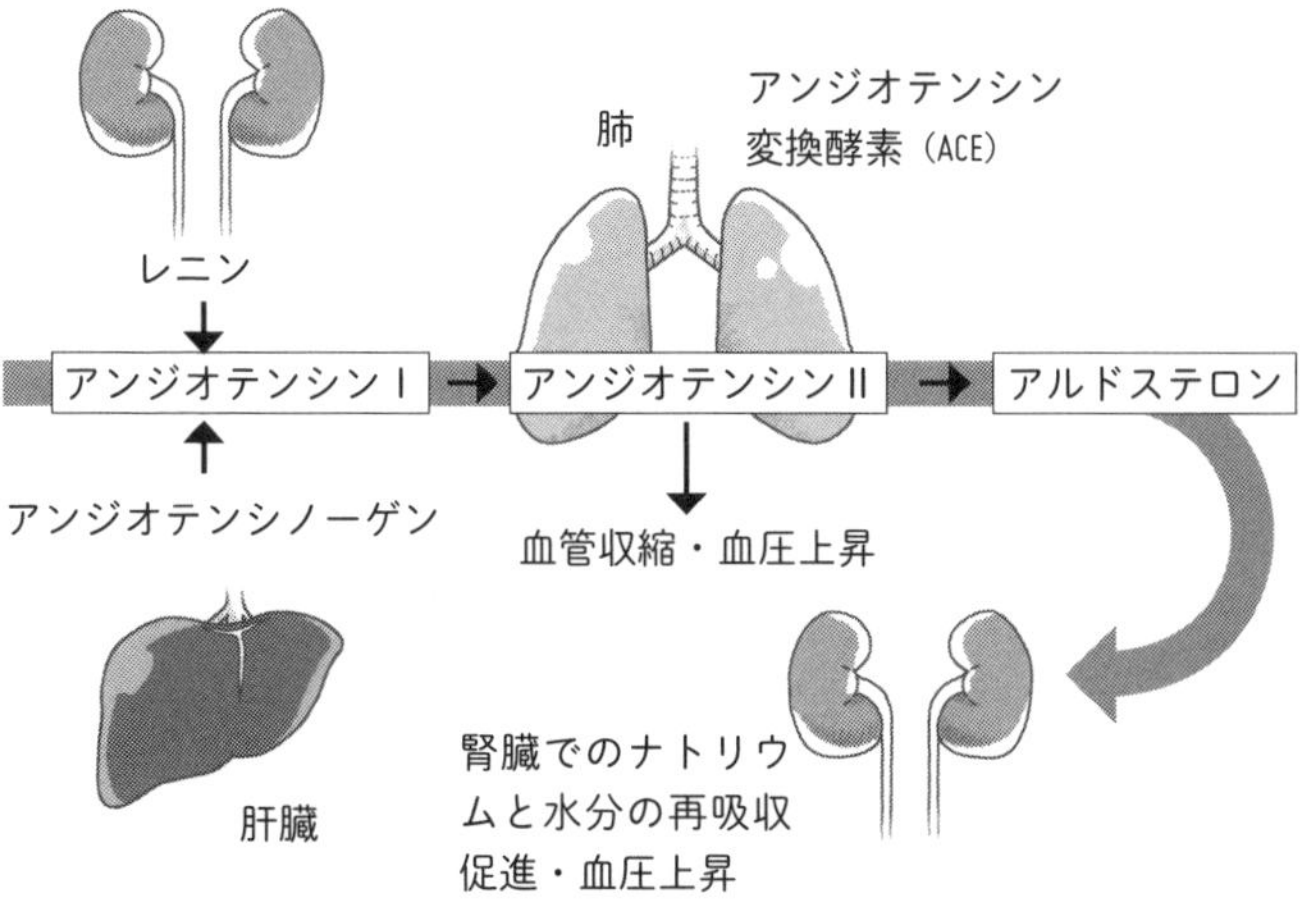

※レニン-アンジオテンシン-アルドステロン系と呼ばれている

しています。尿が流れる量が増えたら、ろ過する量を減らして、過剰に血液がろ過されるのを防ぎます。

傍糸球体細胞のもう一つの働きは、血圧を調整するレニンというホルモンを分泌することです。

レニンが分泌されると、腎臓の中で尿を集める集合管に働きかけて、ナトリウムの再吸収とカリウムの分泌を増強し、体液の量を増やします。これによって、体を巡る血液の量も増えて、血圧が上昇します。この仕組みは「レニン－アンジオテンシン－アルドステロン系（ＲＡＡＳ）」と呼ばれていて、体内で最も重要な血圧調整のシステムです。ちなみに、このシステムを抑制して血圧を下げる降圧剤は、ＲＡＡＳ系阻害薬と総称されています。

心臓から腎臓に血液を送る腎動脈が狭くなって、腎臓への血流が低下すると、レニンが盛んに作られ、高血圧になります。これを「腎血管性高血圧」といいます。

腎臓が健康だと骨も強くなる

ビタミンDは、体内でのカルシウムの吸収・利用を助けたり、骨の健康を保ったりする働きをします。干しシイタケやキクラゲといったキノコ類、そしてサケやサンマやイワシなどの魚類に豊富に含まれています。

こうした食品を食べて、小腸でビタミンDが吸収されたとしても、そのままの状態では働けません。

まず、小腸から肝臓に運ばれたビタミンDは、ここで貯蔵されます。そして必要に応じて、肝臓から腎臓に送られます。腎臓にやってきて初めて〝働けるビタミン〟、つまり活性型ビタミンDになります。

活性型ビタミンDは、小腸からのカルシウム吸収を助けます。こうしてスムーズにカルシウムが吸収されると、リンとともに骨を形成するのです。

そのため、活性型ビタミンDが合成されなければ、骨がもろくなる骨粗鬆症《こつそしょうしょう》のリスクが高まります。そして、腰や背中が痛くなる、身長が低くなるといった症状が現れやすくなるのです。

さらに、血液中のカルシウムとリンのバランスが悪ければ、血管や腎臓にも悪影響が及びます。カルシウムと結合せずに余ってしまったリンが、動脈硬化を起こしたり、尿細管を傷つけたりするからです。

腎臓の機能が衰えると、活性型ビタミンDが合成されにくくなり、血中のリン濃度が高まって、さらに腎臓の機能が衰えるという悪循環に陥ります。最近では、活性型ビタミンDが少なければ心血管合併症や死亡率が高くなることも報告されています。

骨の健康のためにも、腎臓をいたわることが大切です。

腎臓が悪くなれば心臓も悪くなる

体の臓器は、独立して働いているわけではありません。臓器がほかの臓器とメッセージをやり取りする「臓器間ネットワーク」が作られて、体全体で生命活動が保たれています。

こうした臓器同士の関係性を「臓器連関《ぞうきれんかん》」といいます。脳と腸との「脳腸連関」は有名なので、耳にしたことのある人も多いでしょう。

臓器間ネットワークの中心といえるのが、腎臓です。全身を巡る血液のゴミを取り除いたり、体液のバランスを保ったりしているので、多くの臓器と関係性を持っているのです。

臨床の分野では、腎臓と心臓の関係性である「心腎連関」は、早くから注目を集めていました。腎機能が低下した患者さんでは心不全の治療がうまくいかなかったり、慢性心不全の患者さんに慢性腎臓病が併発したりするケースが多かったからです。腎臓と心臓のどちらかが悪くなれば、それに伴ってもう一方も悪くなる関係にあるのです。

心臓からの血液の流出量を、腎臓は感知します。血流量が減っていれば、血圧を上げるレニンというホルモンを分泌して、全身に血液が行き渡るようにします（詳細は83ページ参照）。

そして、体液が多い状態だと、心臓の働きが悪くなります。この状態を感知した腎臓は、尿の排泄量を増やして調整するのです。

また、血液中の赤血球が減っていることを腎臓が感知したら、エリスロポエチン（EPO）というホルモンを出して、骨髄での赤血球の産生を促しています。

このようにして、心臓への負担を腎臓は減らしているのです。

腸内環境がよくなれば腎臓も回復する

腸管には、腸内フローラ（腸内細菌叢《ちょうないさいきんそう》）が存在することは、よく知られています。

人間の腸内には、諸説ありますが、約3万種もの細菌が生息しています。顕微鏡《けんびきょう》で観察すると花畑（フローラ）のように見えるため、腸内フローラと名づけられました。

この腸内フローラが腎臓と関係しているので、「腸腎連関」と呼ばれています。


腎臓の機能が低下すると、体のゴミが排泄されにくくなって、体内に蓄積するようになります。ゴミの中でも悪影響を持つ物質は、尿毒素と呼ばれています。

尿毒素の多くは、腸内フローラによって産生される毒素であることがわかっています。

便秘などで腸内フローラの中の悪玉菌が増えると、炭水化物からはグリオキサール・メチルグリオキサール、そしてたんぱく質からはインドキシル硫酸・パラクレシル硫酸という毒素が産生されます。

これらの毒素で腎臓の機能がダメージを受けて、尿毒素が増えていきます。

慢性腎臓病の患者さんは便秘になっていることが多く、尿毒素の排泄が低下するだけでなく、腸内フローラが変化して毒素を産生しやすい状態になっていることがわかっています。腸で毒素が増えたことで、腎臓での排泄が追いつかなくなり、体内に尿毒素がたまって、さらに尿毒素で腸内環境が悪化して、悪玉菌が発生させる毒素が増えるという悪循環を起こしているのです。

便秘の解消は、腸内フローラでの毒素の産生を抑えるだけでなく、腎臓の機能を回復させて、体内の尿毒素を減らすことにつながります。私は慢性腎臓病を治療する上で、患者さんの便秘対策も重視しています。すぐにできる便秘解消法として、食物繊維・カリウム・発酵食品の摂取、そして適度な運動をお勧めしています。

尿細管も傷つけるリン対策にマグネシウムが有効

血液が糸球体でろ過されて、原尿ができます。原尿の99％が尿細管で再吸収されて、血液に戻されます。

再吸収の過程で、原尿の成分から尿細管はさまざまな情報を得て、血液のろ過量を加減したり、電解質を再吸収する量を調節したりしています。

原尿には、血液からこし出されたリンも含まれています。その量が多過ぎるとゴツゴツした小さな塊（結晶）ができて、尿細管が傷つけられます。

尿細管がダメージを受けると、先述した原尿をチェックするセンサーの役割がうまく働かなくなり、体液の電解質を一定に保つのが困難になります。その影響は、全身の細胞や臓器に及びます。

53ページで紹介した動脈硬化と、尿細管へのダメージという2つの側面で、リンは腎機能を低下させています。そのうえ、腎機能が低下すると、体のゴミが排泄されなくなるため、当然、リンも排泄されにくくなり、血中のリン濃度が上昇しやすくなるのです。

体内にリンが多過ぎることで起こる腎障害などに対して、今、注目されているのがマグネシウムの保護作用です。

大阪大学の腎臓内科のグループが、慢性腎臓病患者311例を、およそ44カ月間追跡する調査を行いました。そして、血中リン濃度が高い患者が透析導入・腎移植にまで至る割合は、血中マグネシウム濃度の低いグループで最も多く、高いグループでは少なかったと報告されています。

別の研究では、リンが血液中で作り出すカルシプロテイン粒子（calciprotein particle、CPP）による動脈硬化についても、マグネシウムが治療効果を発揮すると示唆されていました。

ですから、腎臓を守るためにマグネシウムは積極的に取ってほしい栄養素です。食品では、緑色の鮮やかな野菜に豊富に含まれています。

また、医薬品の酸化マグネシウムは、便を軟らかくして便秘を解消させるために使われています。名前のとおり、成分がマグネシウムで、薬局やドラッグストアでも入手できます。

私は、便秘の患者さんには、酸化マグネシウムを積極的に処方しています。腎臓に負担をかける便秘の解消と、マグネシウム補充の二重の効果を狙っています。

ただし、腎臓の機能がすでに落ちている人は、血中のマグネシウム濃度が上がる

「高マグネシウム血症」のリスクがあるので、酸化マグネシウムは使えません。同様に、マグネシウムの多い食品も避ける必要があります。

腎臓機能に心配がある場合、必ず医師と相談した上で、マグネシウムを取るようにしましょう。

コラム

塩は1日2gで足りる

「敵に塩を送る」という有名な言葉があります。

日本の戦国時代に、上杉謙信《うえすぎけんしん》が敵の武田信玄《たけだしんげん》に塩を送ったというエピソードから、「敵の弱みにつけ込まず、その苦境から救うこと」のたとえとして、この言葉が使われるようになりました。

古いエピソードからもわかるように、塩は貴重なものでした。また、古代ローマでは、塩が通貨として使われていたこともあります。

逆をいえば、現代のように塩が安く、大量に使える時代のほうが、人間の長い進化の歴史の中で非常に珍しいのです。

ただ、現代でも、人類が誕生したアフリカ大陸のマサイ族の人々は、塩を口にすることはありません。１日の摂取量は、およそ２ｇと推算されています。

マサイ族のほかにも塩を摂取しない食生活を送っている民族がいて、食材に含まれる１日１〜３ｇほどのわずかな塩分摂取で生きています。

こうした民族は、高血圧とは無縁なのだそうです。

そもそも、塩分の取り過ぎがなぜ高血圧を招くのでしょうか。

体内で塩分が過剰な状態が続くと、塩分を薄めるために体液（血漿《けっしょう》）が増えて血管を圧迫します。こうして、血圧が高くなるのです。

高血圧は死を招く病気の原因となりますが、私たちはなかなか塩分の取り過ぎをやめられません。

その理由として、麻薬のように私たちをひきつける作用を、塩分は持っていると考えられています。最近の研究で、ネズミ（マウス）に塩分の多いエサを与え続け、急にそれをやめると、「麻薬中毒患者が麻薬を欲しがるときに増えるたんぱく質」が、脳の中で増えたことが確認されたのです。

それから、「つい塩分を欲しがってしまう」という私たちの欲求は、生物の進化とも関係しています。

今からおよそ38億年前、地球では海水の中で生物が生まれました。そして、海水に含まれる塩分を生物は体に取り込んで、生命を維持しながら進化してきたのです。

およそ4億年前には、植物、そして節足動物《せっそくどうぶつ》、両生類が海から陸に上がり、陸上生活を始めました。

海の中とは違って、陸上では塩分が足りません。そこで生物は、体の2カ所を進化させることで塩分不足の危機を乗り切ったのです。

その一つが、舌。

センサーが敏感になり、陸上に存在するわずかな塩分でも感じ取って摂取する能力を進化させました。

そして、もう一つが腎臓です。

腎臓の働きは、血液からゴミ（老廃物）を取り除いて尿を作り、排泄することです。第2・3章で紹介したとおり、糸球体で作られた尿の元である原尿は、尿細管を通る際に99％が再吸収されます。このときに、水分と一緒に塩分なども回収されています。

理由は、塩分が不足している陸上で生きていくには、効率よく体の中で塩分を回す必要があったからです。

生命の維持にとって必要な塩分を「おいしい」と感じてしまう舌。
塩分に魅入られる脳。
塩分を回収する腎臓。

陸上で生きるために、本能的に塩分を求め、また、わずかな塩分でも生きられる体に、私たちは進化してきました。

そして現代、欲求の赴くままに塩分を取ってしまったばかりに、健康長寿が脅かされて、病人が増えているというのは、皮肉な話です。

しょうゆやみそを日常的に使う日本人の食生活のことを考えると、普通に暮らしているだけで塩分は十分に摂取しているので、減塩は徹底的に行っても問題はないといえます。

塩分摂取量については、高血圧の人は1日6g未満が推奨されていますが、私たちの体は1日2g以下でも十分に足りています。ですから、料理にわざわざ塩を加える必要はありません。

腎臓の働きを考えれば、塩分摂取量が少ないほうが生命活動は維持されやすいとともに、いつまでも若々しく、健康に暮らしていけるということです。

第4章

一見よさそうな習慣が、実は腎臓をダメにしている

「よかれ」と思ってやっていることに落とし穴が

患者さんとお話しする中で気づいたのですが、「健康によい」と思い込んで行っていることが、実は腎臓にダメージを与えている場合は少なくありません。

そんな習慣の一つは、どこかで情報を聞きかじって、自己流で続けているものです。「腎臓病になったら、カリウムを制限しなければならない」と耳にしたために、腎機能には問題がないのに、カリウムが豊富な野菜を極端に避けてしまうケースが、これに当てはまります。

そのほか、子どもの頃に推奨されていたことを、40歳を過ぎてからも続けているケースも挙げられます。

例えば、しょっぱくて脂っこいラーメンなどは、年齢を重ねると胃腸が受けつけなくなります。加えて、「いかにも体に負担をかけそう」と見た目で判断し、避けるようになるでしょう。

しかし、健康にいいというイメージが強く、子ども時代に「栄養がある」などと勧められた食品については、どうでしょうか。たとえ食べたくなくても、「健康のために」とがんばって取り入れている人もいるかもしれません。

悲しい現実として、私たちの知らないところで、内臓などの機能は少しずつ衰えています。健康のために食べたはずのものが、子どもの頃とは違って体の中で利用されず、蓄積して有害な物質になってしまうことがあります。

そのダメージを受けるのが、腎臓です。

ここでは、意外なダメ習慣を紹介していきましょう。

ダメ習慣1 健康のために牛乳を毎日飲んでいる

一般に「牛乳は健康によい」というイメージがあります。そんなイメージができた背景には、学校給食で牛乳が提供されてきたことがあるでしょう。

文部科学省が策定した「学校給食摂取基準」では、学校給食でのカルシウムの摂取量は、1日に必要な量の50％が基準値とされています。牛乳はカルシウムを多く含んでいるだけでなく、栄養のバランスも優れているため、学校給食に取り入れられたのだと考えられます。

ですから、子どもたちの骨の成長のために牛乳が推奨されることは、十分理解できます。

しかし、比較的年齢の高い人が健康のため、あるいは骨がもろくなる骨粗鬆症《こつそしょうしょう》を予防するために、牛乳を飲むことはお勧めしません。牛乳は、数ある飲み物の中でもリンの量が多いからです。

さらに、たんぱく質量の割に、リンが多いという特徴があります。

日常的によく食べられている料理には、牛乳や乳製品が使われていることも珍しくありません。チーズやヨーグルト、生クリーム、アイスクリームなどは、乳製品です。ですから、こうした食材を使ったクリームシチューやクリーム系のパスタ、グラタン、ドリア、ピザにも、リンが多く含まれます。

牛乳や乳製品が使われている料理はあまりにも多いので、避けるのは非常に大変です。ですから、飲み物として牛乳を飲むのはやめましょう。

40歳を過ぎてから、骨の健康のために飲むとしたら、豆乳を私はお勧めします。植物性の食品に含まれているリンは、あまり吸収されないからです。

ダメ習慣2　脂の少ない赤身の肉でたんぱく質を補給している

脂肪が少ない良質なたんぱく源として、赤身の肉を勧められるケースは少なくないようです。

しかし、腎臓の機能を守るために、赤身の肉は避けたほうがいいでしょう。

理由の一つは、たんぱく質量の割に、リンが多いからです。リンの過剰摂取は、腎機能低下、慢性炎症の引き金となることがわかっています。

それから、赤身に限らず、動物性たんぱく質を多く含む肉類を食べると、体内で尿素窒素やクレアチニンなどのゴミ（老廃物）が増えてしまいます。こうしたゴミを排泄するために、腎臓への負担が大きくなります。

この2点が、腎臓の機能が落ちた場合に、たんぱく質の制限が行われてきた理由となっています。

ただ、たんぱく質を制限し過ぎれば、筋肉が弱って、サルコペニアやフレイルの問題が起こります（サルコペニア・フレイルについて、詳細は126ページ参照）。

そのため、含まれているリンが体に吸収されにくく、クレアチニンなども発生させにくい植物性の食品で、たんぱく質を積極的に補給してください。

大豆を使った大豆ミートなど、代替肉を利用するのもいいでしょう。代替肉にも加工度によって添加物の量に差があるので、できるだけ添加物の少ないものを選ぶよう心がけてください。

なお、62ページで解説したメチオニンも多く含まれているので、赤身の肉を私はほとんど口にしていません。

ダメ習慣3　頻尿やむくみが気になるので水分を控え目にしている

水分の摂取量が少ない場合に、脱水のリスクが高まります。
脱水とは、体液が失われている状態で、主な症状は次のとおりです。

- 軽度……めまい、ふらつき
- 中等度……頭痛、吐き気、体温上昇
- 高度……意識障害、けいれん、臓器不全

そして、脱水は腎臓にダメージを与えます。

腎臓への血流が減少して、血液中のゴミがろ過されずに蓄積して炎症を起こし、糸《し》球体《きゅうたい》が傷つきます。

また、リンは尿中に排泄されますが、水分が少なくなってリンの濃度が高くなると、尿細管《にょうさいかん》が傷つけられます。

ゴミの排泄・尿中リン濃度低下という2点で、水分摂取は必要です。

腎臓の機能が正常な人ならば、1日の尿量が500mℓあれば、ゴミをスムーズに排泄することができます。しかし、加齢などによって機能が低下すると、十分な尿量がなければ排泄することができなくなります。

むくみが気になる、あるいは、高齢になって「トイレが近くなったから」などの理由で水分の摂取量を抑えると、腎臓の機能低下を加速させてしまいます。

また、こむら返りを繰り返す人は、脱水気味であることが多いので、水分摂取を心がけてください。

ダメ習慣4　水分補給には
スポーツドリンクが欠かせない

「ペットボトル症候群」とは、ペットボトルに入っている清涼飲料水をたくさん飲んで起こる高血糖（血液中の糖分量が多い状態）です。症状として、のどが渇く、尿量が増える、疲れやすい、吐き気がするなどが挙げられます。

そんなペットボトル症候群を引き起こしやすいのが、スポーツドリンクです。スポーツドリンクには、100㎖当たり6gほどの糖質が含まれています。のどが渇くたびにスポーツドリンクを飲んでいたら、糖質の取り過ぎとなり、血糖値がぐんぐん上がります。そして、さらなるのどの渇きが起こるのです。これが悪循環となって、高血糖を引き起こします。

また、含まれている塩分の量も多いので、腎臓に負担をかけます。「のどが渇いた」という理由だけで飲むには適していません。

スポーツドリンクを飲む必要があるのは、すでに脱水になってしまった場合です。脱水のときは、細胞の中と外の体液のバランスが崩れていて、水分だけを補給しても回復しません。ですから、塩分と糖質を含む経口補水液《けいこうほすいえき》や、スポーツドリンクを飲むわけです。

それから、コーヒーや緑茶では水分補給になりません。利尿作用があるカフェインが含まれているので、水分が排出されてしまい、逆効果です。

水分補給には、特別な飲料ではなく、水を飲みましょう。

ダメ習慣5　栄養バランスを考え サプリメントを積極的に取っている

私たちの生活ですっかり身近になったサプリメントですが、注意したいのが過剰摂取です。40代以降で腎機能が低下していると、成分によっては血中濃度が上昇します。そのため、過剰摂取になりやすいのです。

ビタミンA・ビタミンC・ビタミンEについては、体を活性酸素の害から守る抗酸化作用があるとして知られています。確かに適量であればプラスに働きますが、過剰に摂取すると、逆に酸化を促進させます。

また、「骨を強くする」とされているビタミンDやカルシウムを過剰摂取すると、血液中のカルシウム濃度が非常に高い「高カルシウム血症」を引き起こし、消化管の不調やのどの渇き、多尿が現れます。

薬とは違って、サプリメントを気軽に利用する人は多いでしょう。

また、ビタミンB群とビタミンCは水溶性なので、体内に蓄積されずに排泄されます。そのためでしょうか、まったく量を気にせずに取っているケースがあります。

加えて、「体に優しい」などとうたわれている漢方薬も、日常的に服用している人は珍しくありません。

ただ、サプリメントも漢方薬も、精製の段階で無機リンが加えられています。無機リンは食品添加物として数多くの加工食品に使われているため、過剰摂取になりやすく、腎臓に負担をかけます。

以上のことから、サプリメントに頼らず、栄養はできるだけ食品から取るように心がけてほしいと思います。

ダメ習慣6
病気や体調不良はすぐに薬で治す

現在、「ポリファーマシー」が問題になっています。これは、多くの薬を服用することによって、副作用などの有害な現象が起こることです。

ポリファーマシーは、特に高齢者で問題視されています。高血圧や糖尿病といった生活習慣病を発症しやすい上、腰や足が痛い、便通がないなどの症状も現れやすく、病院を受診するたびに処方される薬が増えてしまうからです。

お薬手帳などで薬剤の管理をきちんと行えていればいいのですが、現実として、量や種類などをまったく気にせずに、処方された薬をすべて飲んでしまう人も珍しくありません。

◯ 多くの薬の服用は、薬剤性腎障害のリスク

多くの種類の薬を使用

加齢による腎臓・肝臓の機能低下

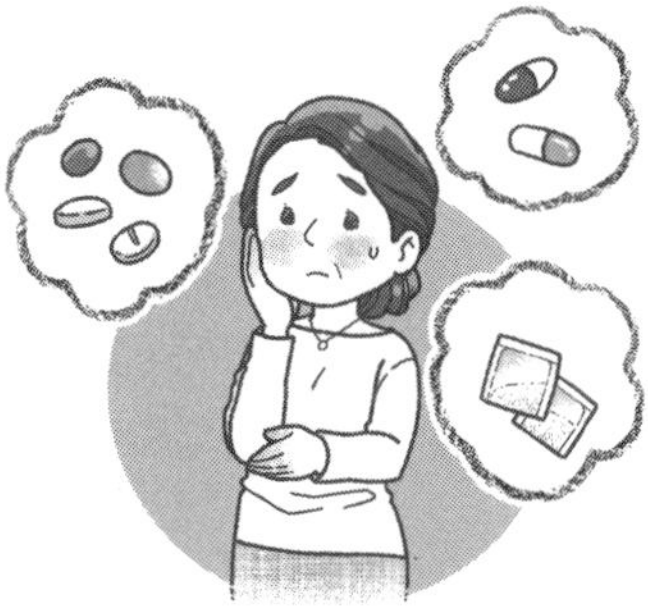

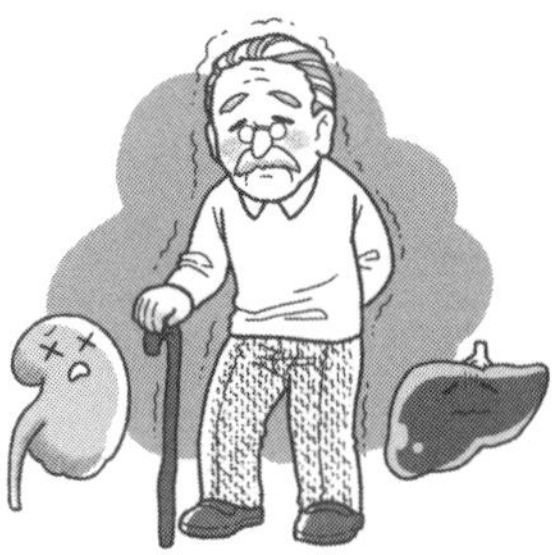

↓

副作用

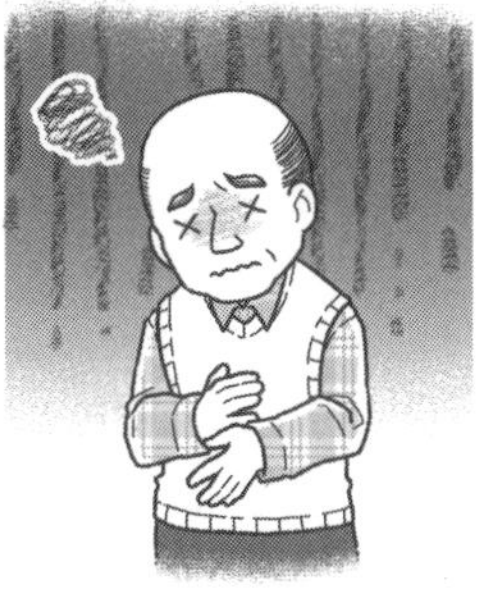

重い副作用の一つが、「薬剤性腎障害」で、腎臓への血流が減少したり、糸球体・尿細管が傷つけられたりする。

ポリファーマシーの重い副作用の一つが、「薬剤性腎障害」です。薬の成分が、腎臓への血流を減少させたり、糸球体・尿細管への直接的な毒性を現したりします。

身近な薬で薬剤性腎障害を起こしやすいのは、「非ステロイド性抗炎症薬（ＮＳＡＩＤｓ）」です。アレルギー性の炎症などを起こします。アレルギーなので薬の量は関係なく起こり、発熱や発疹、関節痛などの全身症状を伴います。

また、この薬は腎臓への血液の流れを悪くするので、急性腎不全を起こすことがあります。薬を飲んだ後に尿量が急激に減ったら、要注意です。飲んだ薬を持って、すぐに病院を受診しましょう。非ステロイド性抗炎症薬は、ドラッグストアでも購入できる鎮痛剤です。頭痛や発熱などが適応なので使う機会も多いでしょうが、飲んだ後の体調の変化には十分に注意してください。

私の経験では、ライフスタイルを変えずに薬に頼り過ぎる人は、薬の種類も量も徐々に増えていきます。「何かあればすぐに薬」ではなく、まずは自分の食生活の改善や体重管理などを行い、できるだけ内服薬を増やさないように心がけましょう。

第5章

元気な腎臓を取り戻す3つの方法

禁煙・太り過ぎ解消・塩分セーブを心がける

腎臓に負担をかけるワースト3が、喫煙・内臓脂肪型肥満・塩分です。

喫煙は血管を収縮させて、腎臓の血流量を減らします。さらに、活性酸素を発生させるため、酸化が進み、腎臓はもちろん、全身の血管にダメージを及ぼします。ですから、腎臓の毛細血管にダメージを与えます。

タバコの本数が増えるほど、腎機能障害は進みます。1日に20本以上吸っている人は、吸わない人に比べて末期腎不全に至る率が2・3倍というデータがあります。

また、禁煙で慢性腎臓病の進行を抑えることができるという報告もあります。

そして、過食と運動不足によって内臓脂肪が蓄積した内臓脂肪型肥満は、「リンゴ型肥満」とも呼ばれています。これに、糖尿病・高血圧・脂質異常症の中で2つ以上を合併した状態が、「メタボリックシンドローム（メタボ）」です。

米国腎臓学会の学会誌に発表された研究によると、内臓脂肪型肥満の人はそうでない人に比べ、腎臓の機能が低下して血圧が高めであり、年齢が進むと慢性腎臓病を発症するリスクが高い傾向があるとのことです。

理由としては、メタボによる高血糖が考えられます。第3章でもお話ししたように、血糖値が高いと血管の炎症の原因となり、進行すれば血管の詰まりを誘発します。当然、糸球体《しきゅうたい》の毛細血管にも悪い影響しか与えません。

健康診断でメタボと診断されたり、おなか回りが気になったりする人は、食べ過ぎ・飲み過ぎはないか、普段の生活を見直してみましょう。「そんなにたくさん食べていない」のにメタボ気味の人は、炭水化物を過剰に摂取していないか、注意してチェックしてみてください。

また、腎臓は体内の余分な塩分を排泄する働きをしています。食事で塩分を取り過ぎると、排泄しなければならない量が増えるので腎臓に過度の負担がかかります。この状態が続いたら、腎臓が疲れ切って、慢性的に機能が低下します。

厚生労働省が実施している「国民健康・栄養調査」（令和1年度）によると、日本人の1日当たりの食塩摂取量は平均10・1gとなっています。

加工食品やインスタント食品、ファストフードを避けるだけでも、塩分摂取量は大きく減らせます。慢性腎臓病予防に、こうしたことを心がけるといいでしょう。

「腎臓のおそうじスープ」を食事の前に飲もう

腎臓は、100万個を超える糸球体で構成されており「血管の塊」といっても過言ではありません。

繰り返しになりますが、糸球体は血液中のゴミや毒素をろ過するフィルターの役割を果たしています。

血管のサビ（酸化）により、糸球体の毛細血管が動脈硬化を起こすと、腎臓のフィルター機能が十分に働きません。

そこでご紹介するのが「腎臓のおそうじスープ」。

例えば、ご家庭の空気清浄器のフィルターが汚れていたら、空気はきれいにならないですよね。皆さんも、フィルターは定期的に洗っていると思います。

それと同じく、腎臓のフィルターがボロボロだと血液のろ過がうまくいきません。このスープは、酸化物質やリンなどの、糸球体の血管を傷める物質を除去し腎臓のフィルター機能を正常に保つものです。

スープを飲むことで腎臓のフィルターを定期的に「おそうじ」していると思ってください。

主な材料（栄養成分）と効果は、次のとおりです。

- タマネギのケルセチン……抗酸化作用と、老化細胞を除去する「セノリティクス」という作用を持つ（老化細胞とは、遺伝子損傷などで細胞分裂を停止した細胞。近年の研究で、がんや動脈硬化の原因となることがわかっている）
- 緑色野菜のマグネシウム……リンの害を除去する
- 豆乳・豆腐などの大豆製品の亜鉛・鉄……エネルギーを生み出すミトコンドリアを活性化する
- だし、スパイス……うま味で塩分をセーブできる

●みそやキムチ、塩麹といった発酵食品の乳酸菌……腸内環境を改善する
●野菜の食物繊維……腸内環境を改善する

朝、昼、晩、いずれかの食事の前に、腎臓のおそうじスープを1日カップ1杯（約200㎖）食べることをお勧めします。時間のないときは、このスープを食事代わりにしてもいいでしょう。

食物繊維と水分がたっぷりのスープを最初に食べると、その後で糖質が含まれる食品を食べても、血糖値の上昇がかなり抑えられます。

加えて、ケルセチン・マグネシウム・亜鉛・鉄には、血管を若返らせる効果が期待できます。乳酸菌と食物繊維については、便通をよくして腸内環境を改善します。すると、腎臓の負担が大きく軽減されます。

腎臓のおそうじスープに、材料以外の野菜を加えてアレンジしても楽しいでしょう。

● 腎臓のおそうじスープ

【材料】（2食分）
タマネギ　1/2個（100g）
油揚げ　1/2枚（25g）
ニンジン　1/6本（30g）
コーン　大さじ3（30g）
冷凍むきアサリ　80g
インゲン　4本（30g）
水　400mℓ
みそ　大さじ1
※コーンとインゲンは冷凍食品でもよい

1. タマネギと油揚げは1cm角、ニンジンは1cmの色紙切り、インゲンは1cm長さに切る。アサリはサッと熱湯につけて解凍する。
2. 鍋にインゲン以外の材料と水を入れ、強火にかけ、沸騰したら中火で5分煮る。
3. 鍋にインゲンを加え、さらに3分煮る。
4. 弱火にし、みそを溶き、味を調える。

※小分けにして冷凍保存も可能

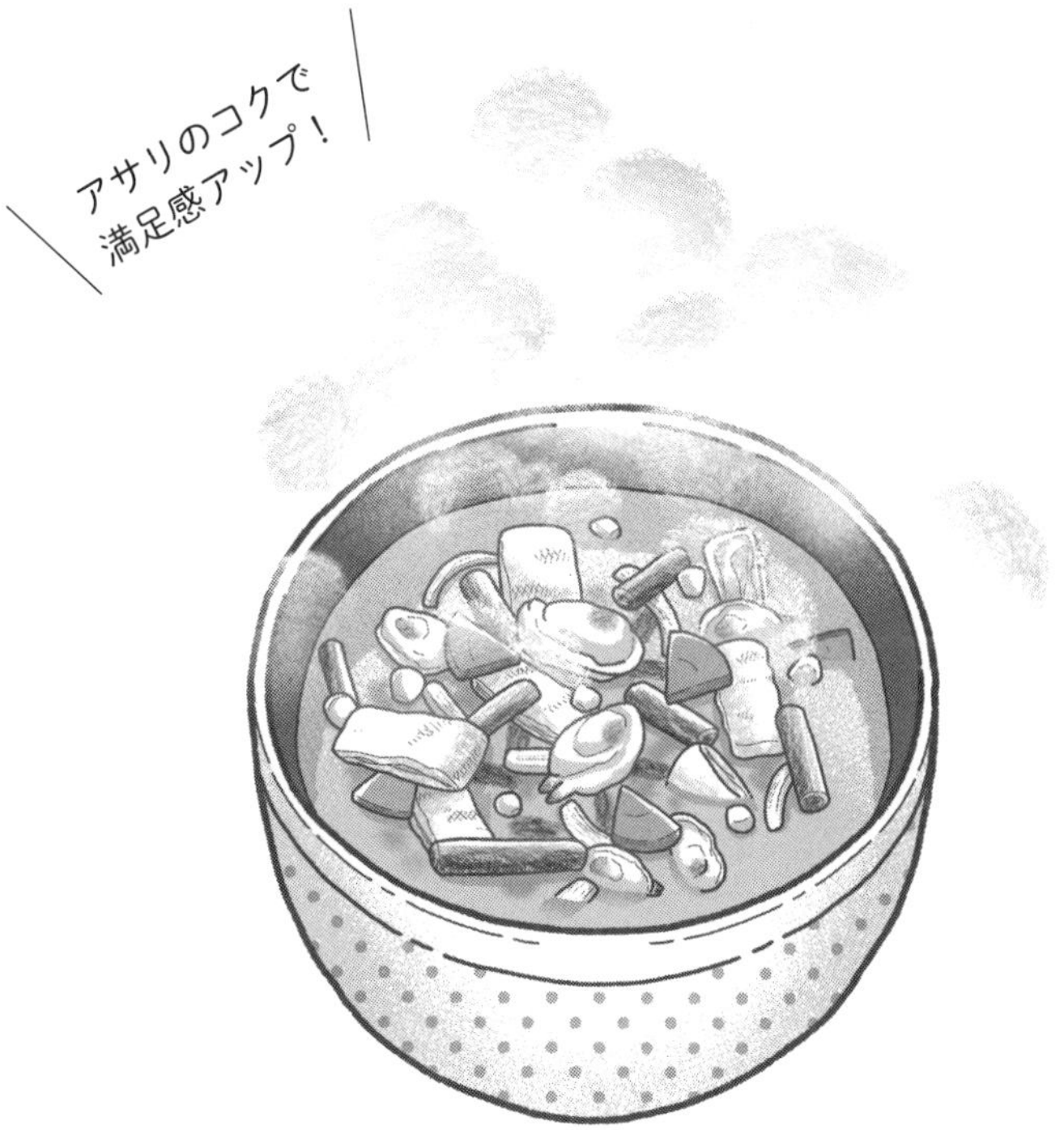

アレンジ

○水200mℓ＋無調整豆乳200mℓにすると白い色味で洋風になり、大豆製品の摂取量もアップ
○水200mℓ＋カットトマト缶200gを使用すればミネストローネ風に
○一般的なみその代わりに白みそ大さじ2を使用するとシチューのような味わい！
○キムチを加えて韓国風に
○カレー粉などのスパイスを加えたらエスニックな味わい に

「腎活体操」で腎臓も元気に

以前は、腎臓の機能が低下した患者さんに対して、たんぱく質の摂取や運動を控えるように指導されてきました。

その結果、患者さんには別の問題が起こりました。「サルコペニア」と「フレイル」です。

サルコペニアは、主に加齢が原因で筋肉が減り、身体機能が低下した状態です。

フレイルについては、体だけでなく心の働きも弱くなり、病気とまではいきませんが誰かの手助けが必要で、要介護一歩手前となっています。

たんぱく質・運動の制限は、サルコペニアとフレイルを加速させていることがわかっています。特に高齢者では、栄養・運動不足のために、命に関わる病気を発症するリスクが高くなります。

そのため、たんぱく質の厳しい制限は、あまり行われなくなりました。

運動については、筋肉の増加が腎臓を保護するという「筋腎連関」が報告され、有酸素運動や適度な筋力トレーニングが、患者さんに推奨されています。

運動によって全身の血流が促進されると、内臓脂肪の減少や、血圧・血糖値の調整にもつながります。

有酸素運動でお勧めしたいのは、134ページで紹介する「ゆっくりジョギング」とウォーキングです。1日20〜60分を週に3〜5回行うといいでしょう。筋力が落ちて長く運動できない人は、無理をせず、散歩を少し楽しむ程度でもかまいません。

筋力トレーニングについては、無理なく下半身の筋肉を鍛えられる方法がお勧めです。

体の中でも、お尻や太ももなどには大きな筋肉があります。そのため、下半身を鍛えると、効率よく筋肉量が増やせるのです。

また、ふくらはぎの筋肉は、血液を心臓に押し戻すポンプの働きをしています。ふくらはぎの筋肉が収縮することで、中を通っている静脈がギューッと圧迫され、重力に逆らう形で血液が上がっていきます。

「足は第二の心臓」といわれていますが、この「足」が指しているのが、ふくらはぎなのです。

お尻や太ももを鍛えるにはスクワット、ふくらはぎを鍛えるにはかかとの上げ下げが効果的です。130ページ以降で紹介するトレーニングを1日1セット以上、余裕のある時間に行うことをお勧めします。

ただ、筋力が衰えている人はフラつくと危ないので、最初はイスの背などにつかまって行ったほうがいいでしょう。

それから、筋力トレーニング全般にいえるのですが、不調を感じているときには無理をしないでください。

痛みが出るのを防ぐには、一度に何回も行うのではなく、時間があるときに数回、こまめに行うことがポイントです。

なお、腎臓病が進行している患者さんについては、運動が制限される場合もあります。ですから、実行する前に必ず主治医と相談してください。

○腎臓スクワット

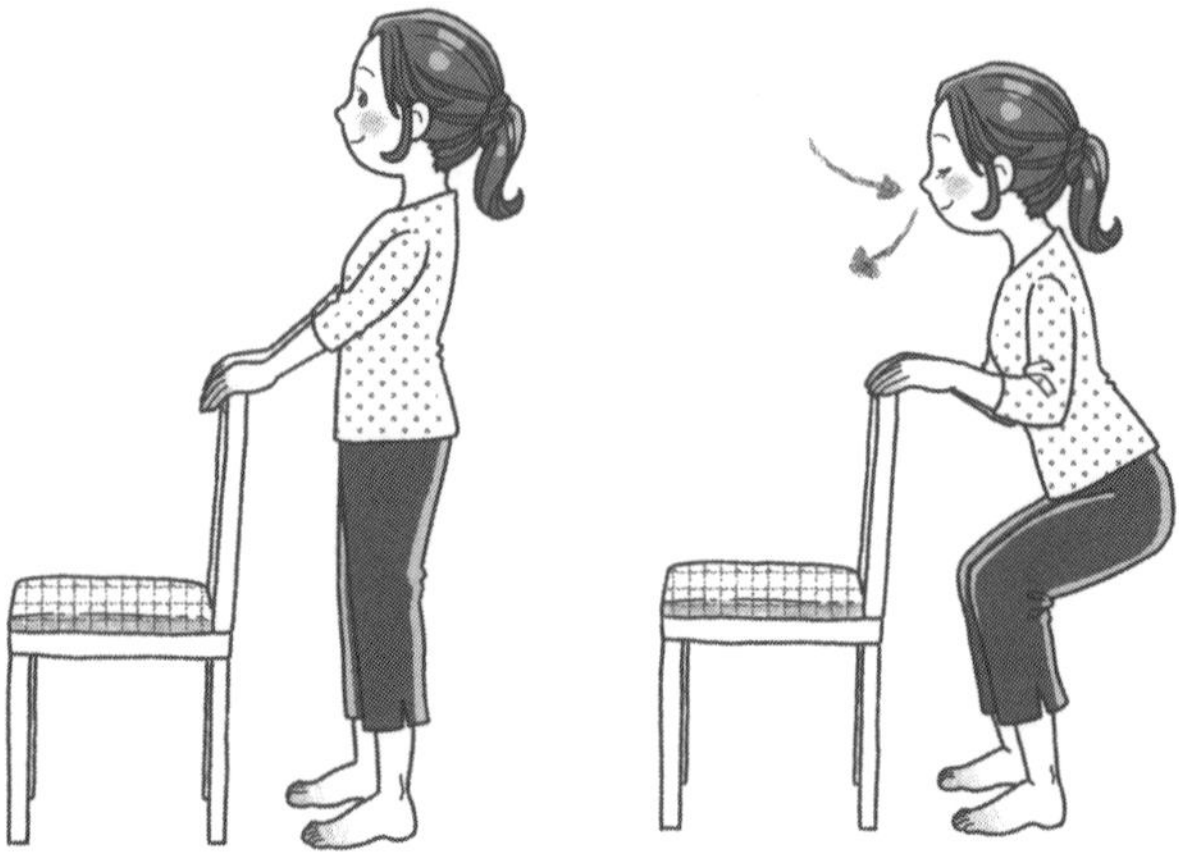

① イスの背に手をかけて、両足を肩幅に開いて立つ。

② ゆっくりと呼吸を繰り返しながらひざを曲げる。このとき、ひざがつま先よりも前に出ないようにする。

③ ①～②を5回繰り返す。痛みがあるときは、無理をせず休む。

※ポイントは、丁寧に、ゆっくりと行うこと。回数は少なくてもかまわないので、筋肉に効いていると実感しながら、正しい動きをつかもう。

◉ 血流をアップするかかと上げ

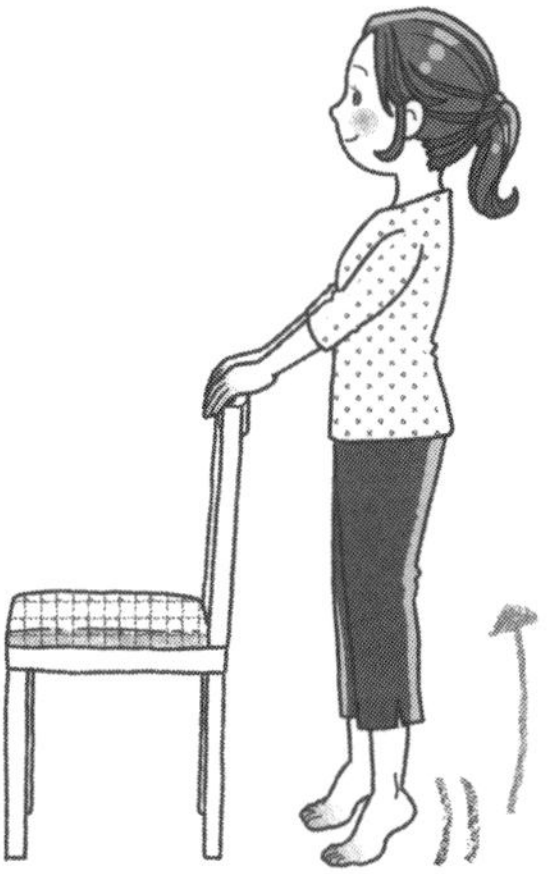

① イスの背に手をかけて、両足を肩幅に開いて立ち、かかとを上げる。

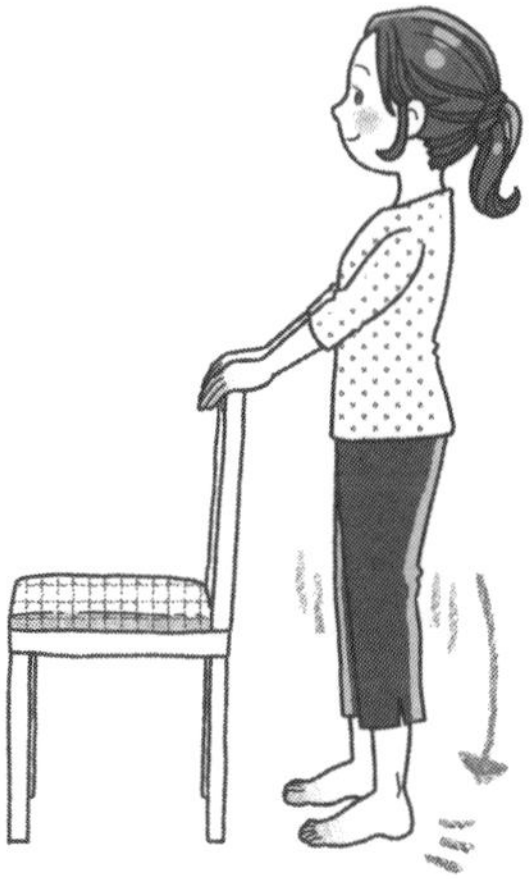

② かかとをストンと落とす。

③ ①〜②を5回繰り返す。痛みがあるときは、無理をせず休む。

※かかとを上げる高さは、最初は2〜3cm程度にして、慣れてきたら少しずつ高くする。立って行えない場合は、イスに座って行ってもよい。

寝たままできる「腎臓が喜ぶ呼吸法」

ストレスは、腎臓への血流を低下させます。ですから、過労や睡眠不足を避けて、規則正しい生活を送ることがとても大切です。

イライラしたり、緊張したりしやすい人は、腹式呼吸を取り入れるといいでしょう。腎臓への血流をコントロールする自律神経のバランスを整えて、精神状態を安定させるためには、ゆっくりと深い呼吸が効果的だからです。

腹式呼吸は、1日に1回以上、できる人は何回でも行ってかまいません。お勧めのタイミングは、寝る前です。布団に入って、腹式呼吸を繰り返していると、寝つきがよくなるだけでなく眠りも深くなるでしょう。

○ 自律神経のバランスが整う腹式呼吸

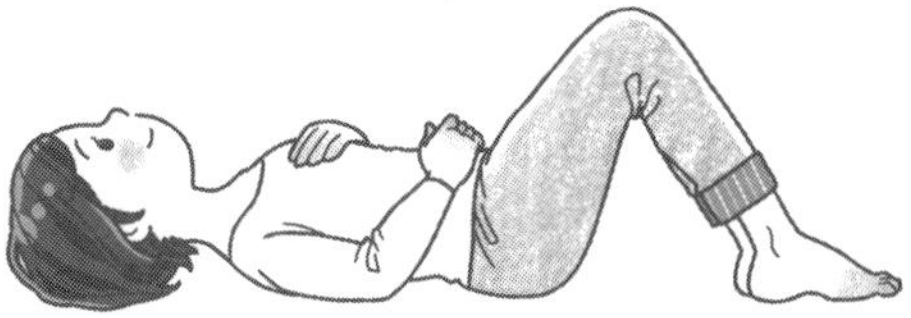

① あおむけになり、両足を肩幅に開いて、ひざを立てる。片手をおなかに、もう片方の手を胸に置く。

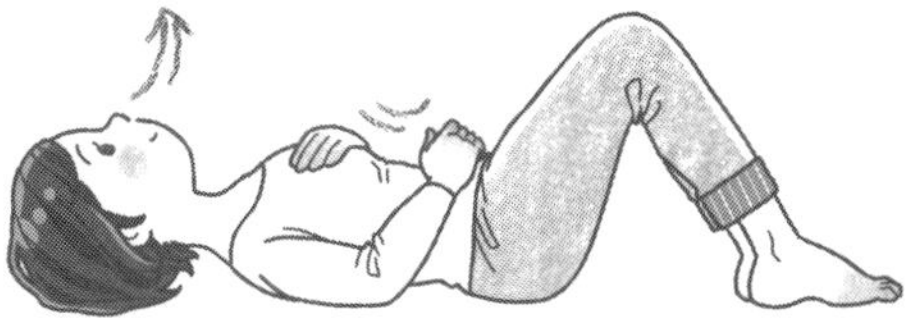

② 3秒かけておなかをへこませながら息を吐き、3秒止める。
※慣れてきたら5秒に延ばす。

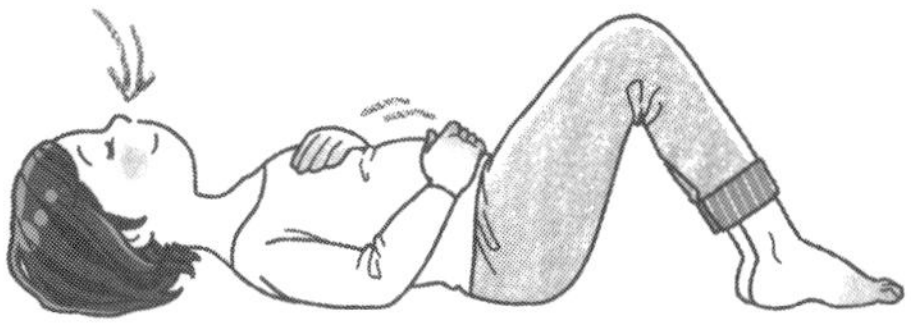

③ 3秒かけておなかを膨らませながら息を吸う。
※慣れてきたら5秒に延ばす。

生活習慣の改善に「有酸素運動」を取り入れよう

運動をする習慣がない人にお勧めの有酸素運動が、「ゆっくりジョギング」です。「運動習慣がないのに、いきなりジョギング？」と疑問に思われるかもしれませんが、歩幅を狭くしてゆっくりと走るので、誰でも簡単に始められます。

ポイントは、スピードです。7分かけて1㎞を進む程度の速さで進むので、早歩きと変わりません。

私の場合は、1回2㎞ぐらいのゆっくりジョギングを、週3回行っています。

ゆっくり走るぐらいならば、早歩きでいいのではないかと思われるかもしれません。しかし、同じ速さでウォーキングとジョギングをした場合、運動効果はジョギングのほうが2倍も高いことがわかっているのです。

また、大またで早く歩くよりも、小またでゆっくり走るほうが、着地するときに地面から受ける衝撃が小さくなることも報告されています。

ただ、すでに股関節やひざ、足首に痛みがある場合は、専門医と相談してから行ってください。

ゆっくりジョギングならば、スポーツウエアやシューズを着用する必要はありません。普段、出かけるときの服装と履き慣れた靴で始められます。

買い物に行く途中や、散歩の合間に、数分でかまわないのでゆっくりジョギングを取り入れて、有酸素運動を行う習慣をつけるといいでしょう。

医師の私も半年で20kgやせた「主食オフ」

10年前のことです。私は「医者の不養生」で、身長が177㎝に対して体重は95kgまで増えてしまったことがありました。

このままだとメタボになると危機感を抱いて始めたのが、ご飯やパン、麺類を避ける「主食オフ」です。

一時期は、1日の糖質量を70g以下に抑える糖質制限が話題になりました。しかし、厳密に行うとなると、食品選びなどで負担がかかるので、仕事にも影響するかもしれません。

そこで、もっと緩やかに、糖質が多い主食だけを取らないようにしたのです。

それだけで、半年で体重が20kgも減りました。白衣もズボンもブカブカになり、体はとても軽くなりました。

現在も基本的には主食オフの生活を続け、体重は減ったままの状態でキープしています。

食事では、主食オフとともに、「食べ物に感謝して食べる」ということも心がけるようになりました。

不思議に思われるかもしれませんが、食べる行為に意識を向けると、食べ過ぎが起こらなくなるのです。

「ご飯やパン、麺類を食べないなんて、とても無理」と思う人は、まず、食事の前に手を合わせて、食べ物に感謝することから始めるといいでしょう。我慢せずに、糖質の多い食品を自然と避けられるようになるかもしれません。

血流アップに効果的な「温め習慣」

腎臓は体のゴミ（老廃物）を外へ捨てる臓器です。そのため、腎臓の機能が低下すると、血液や皮膚の中にゴミがたまって、かゆみが生じる場合があります。

皮膚の中のゴミを押し流すには、血流をよくすることが第一です。ですから、体を冷やさず、できるだけ温めるように心がけましょう。

お勧めは、ゆっくりと入浴することです。お湯の温度は、体がほんのりと温まってリラックスができる程度にします。高過ぎると心臓に負担をかけるので、避けてください。

それから、長風呂が好きな人は、浴室に水筒などを持ち込んで、水分補給を心がけましょう。脱水を防ぐためです。

こうして全身の血流がよくなれば、腎臓の血流も改善します。

なお、風呂上がりは皮膚が非常に乾燥しやすいので、すぐに保湿剤でケアしてください。

また、腎臓の冷えを防ぐには、腹巻きや使い捨てカイロが効果的です。腎臓は、背中側で、ウエストよりも少し上の位置にあります。ここを覆うように腹巻きを着用したり、使い捨てカイロを当てたりするのです。

温める位置は、厳密である必要はありません。背中に冷えを感じなければ、腎臓は十分に温められています。

使い捨てカイロは、直接皮膚に当てないようにしましょう。また、低温やけどを防ぐために、当てる場所をこまめに変えてください。

「和食の知恵」を生かそう

一般的に「和食は洋食よりも塩分量が多い傾向にある」といわれていて、減塩には洋食が勧められてきました。

確かに、しょうゆやみそといった調味料に味つけを頼ってしまえば、塩分量が高くなります。

しかし、だしをしっかりと効かせることで、その量は減らせます。「カツオ節から取っただしを使った場合、塩分量を少なくしたほうがおいしく感じる傾向にある」という論文もあります。

和食の魅力は数多くありますが、代表的な点として、だしのほかに大豆製品や魚、野菜をたっぷり使うことが挙げられます。

- だし……うま味を上手に使うことによって、動物性油脂の少ない食生活を実現しており、日本人の長寿や肥満防止に役立っている
- 大豆製品……植物性たんぱく質を摂取できる
- 魚……青魚に多く含まれている不飽和脂肪酸（EPA、DHA）には、血液サラサラ効果・中性脂肪低下作用があり、脳血管障害や心疾患などの予防にもなる
- 野菜……カリウムを摂取し塩分を排泄する

また、主食であるご飯に、汁物と3つの菜《さい》（おかず）を組み合わせた「一汁三菜」を基本とする日本の食事スタイルは、栄養バランスが理想的だといわれてきました。

一汁三菜を基本とした会席料理では、まず先付け（お通し）で食物繊維、次に向付《むこうづけ》（刺身）や鉢肴《はちざかな》（焼き物）でたんぱく質、最後にご飯で糖質を取るという順番となります。

最初に食物繊維を摂取する食べ方だと、血糖値が上がりにくくなります。

生活習慣病や慢性腎臓病の患者数の増加は、食生活の欧米化が一因となっています。日本人には、長い間慣れ親しんできた和食が一番体に合っていると私は思います。

第6章

患者数の増加が危険視されている「慢性腎臓病」

成人の5人に1人がかかっている慢性腎臓病

「慢性腎臓病（CKD）」は、腎臓の働きが慢性的に低下した状態や、尿の中にたんぱく質が漏れ出している状態（たんぱく尿）の総称です。次の2つの状態のいずれか、または両方が3カ月以上続いた場合に慢性腎臓病とされます。

- 尿検査、血液検査、画像診断などで腎障害が明らかである（特に、0・15g／gCr以上のたんぱく尿、または30㎎／gCr以上のアルブミン尿が出ている）
- 糸球体《しきゅうたい》ろ過量（GFR、詳しくは150ページ）が60㎖／分／1・73㎡未満である

こうした症状は、健康診断の結果、明らかになることが多いようです。

慢性腎臓病という概念は、2002年から使われ始めました。以前は、腎臓の機能

が慢性的に低下している状態に対して、慢性腎不全という呼び方が使われていました。

しかし、腎臓障害を早期に発見する重要性が広く認知されるようになり、新たに慢性腎臓病の定義が生まれました。慢性腎不全よりも軽度でも、慢性腎臓病と診断されます。

今までの章で述べてきたことも、慢性腎臓病にならないために必要なことと、軽度の慢性腎臓病をこれ以上進行させないための対策でした。

2012年のデータでは、慢性腎臓病の患者数は、日本では1330万人。成人のおよそ8人に1人の割合だとされていました。

しかし、世界五大医学雑誌の一つである『ランセット』で2020年に発表された推計データだと、患者数が2100万人で、これは成人の5人に1人に相当します。

慢性腎臓病には特効薬がなく、治ることはありません。進行して腎不全になると、透析《とうせき》や腎臓移植が必要になります。

慢性腎臓病の原因として、糖尿病や高血圧が挙げられます。これらの病気は動脈硬化を進行させ、脳卒中や心筋梗塞《しんきんこうそく》を引き起こします。

同時に、慢性腎臓病を発症すると、脳卒中や心筋梗塞を併発する危険性が高まるのです。腎臓の働きが低下すると、体外に排泄されるべきリンなどの物質が血液中で異常に増えます。こうした物質が血管を傷つけて、動脈硬化の原因となるからです。

このように慢性腎臓病は、臓器や血管の老化を進行させ、死に至る病気を静かにもたらすのです。

○腎臓の機能が低下して起こる症状

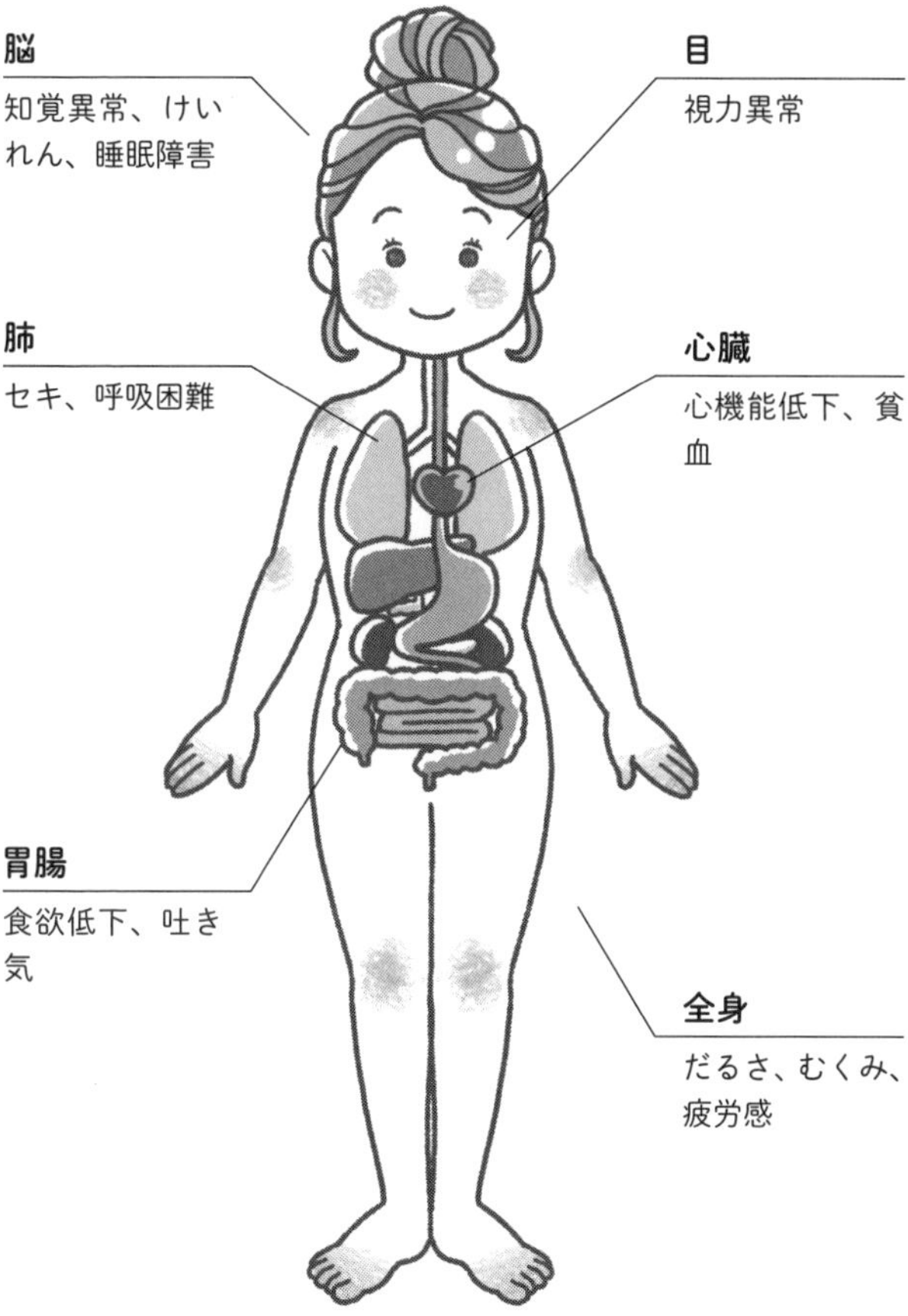

検査で早期に機能を確認することが大事

腎臓は非常に我慢強い臓器で、慢性腎臓病になってもある程度進行するまで、ほとんど自覚症状がありません。

比較的早く現れる自覚症状として、「尿が泡立ちやすく、その泡がなかなか消えない」「尿の色が茶色っぽい、または赤っぽい」「頻尿である（特に夜間）」などがあります。むくみ、倦怠感《けんたいかん》、血圧上昇なども起こりますが、こうした症状が出ている頃には、食事・薬物療法が必要な段階になっています。

ですから、自覚症状が現れる前に、検査によって腎臓の状態を知っておくことが大事です。

■検査項目1　尿たんぱく

尿で検査します。

さまざまな体のゴミ（老廃物）が尿に含まれていますが、たんぱく質は体に必要な物質であるため、健康な状態では、それほど尿に混じることはありません。しかし、血液のフィルターの役割を果たす糸球体の働きが障害されると、尿の中にたんぱく質が漏れ出してくるようになります。

尿たんぱくの検査値には「－」「±」「1＋」「2＋」「3＋」「4＋」があります。検査時や検査前の体調・運動量・ストレス・食事などにも影響されやすい値ですが、慢性的に±から2＋の値が続くようであれば、慢性腎臓病が疑われます。

＋の結果が出たら、必ず詳しい検査を受けましょう。一度でも＋になった人は、潜在的に腎機能が低下しやすい体質である可能性が考えられます。

血尿も出ている場合は、腎機能が急激に低下する病気の危険性もあるので、早急に受診する必要があります。

■検査項目2　血清クレアチニン値

血液で検査します。

クレアチニンは、筋肉が壊れたときに生じます。健康な状態では、血液に乗って腎臓に運ばれて、尿として排泄されます。糸球体のろ過機能が低下すると、クレアチニンが血液の中に増えてきます。

血液1dℓ中にクレアチニンが何mgあるかを示すのが血清クレアチニン値です。この値が高いほど、ろ過能力が落ちていることを意味します。

■項目(血清クレアチニン値で算出)　eGFR(推算糸球体ろ過量)

GFR(糸球体ろ過量)は、糸球体がどれだけ血液をろ過できているのかを示す値です。正確なGFRを測定するには手間がかかることから、血清クレアチニン値を用いてGFRの推定値を計算します。これがeGFR(推算糸球体ろ過量)です。eGFRは、血清クレアチニン値・年齢・性別で算出し、単位はmℓ／分／1・73㎡です。

■検査項目3　尿アルブミン値

尿で検査します。

アルブミンは、血液中で最も多い、高分子の（サイズが大きい）たんぱく質です。通常は尿にはほとんど出ませんが、腎臓が障害されると出る量が増え始めます。

アルブミンが微量に出た段階でチェックできるのが、微量アルブミン尿検査です。尿たんぱくや血清クレアチニンよりも早く、腎機能の低下がチェックできます。特に、糖尿病性腎症（161ページ参照）が疑われる場合、早期に行われる検査です。

○慢性腎臓病の重症度分類

原疾患		たんぱく尿区分		A1	A2	A3
糖尿病		尿アルブミン定量（mg/日） 尿アルブミン/Cr比（mg/gCr）		正常	微量アルブミン尿	顕性アルブミン尿
				30未満	30〜299	300以上
高血圧 腎炎 多発性嚢胞腎 移植腎 不明 その他		尿蛋白定量（g/日） 尿蛋白/Cr比（g/gCr）		正常	軽度たんぱく尿	高度たんぱく尿
				0.15未満	0.15〜0.49	0.50以上
GFR区分（mℓ/分/1.73㎡）	G1	正常または高値	≧90			
	G2	正常または軽度低下	60〜89			
	G3a	軽度〜中等度低下	45〜59			
	G3b	中等度〜高度低下	30〜44			
	G4	高度低下	15〜29			
	G5	末期腎不全（ESKD）	<15			

重症度は原疾患・GFR区分・尿たんぱく区分を合わせたステージにより評価する。

CKDの重症度は死亡、末期腎不全、心血管死亡発症のリスクを■ のステージを基準に、■ ⇒ ■ ⇒ ■ の順にステージが上昇するほどリスクは上昇する。

※日本腎臓学会編『CKDガイドライン』2012より引用、一部改変

○ 慢性腎臓病のステージと症状

CKDステージ	eGFR値	腎臓の働きの程度	症状	治療法
CKDステージ1	90以上		自覚症状なし	
CKDステージ2	60-89	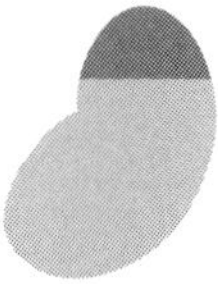	自覚症状なし（尿たんぱく、血尿）	
CKDステージ3	30-59	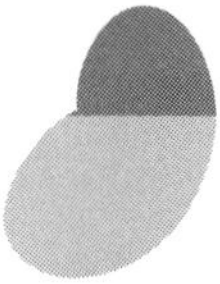	貧血、夜間頻尿、手足がつる	生活改善 食事療法 薬物治療
CKDステージ4	15-29	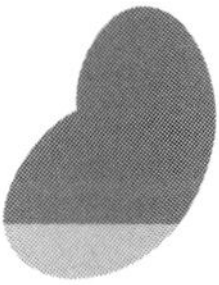	疲れやすい、浮腫（むくみ）が出る	
CKDステージ5	15未満	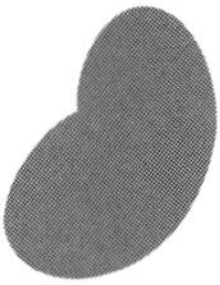	頭痛、食欲不振、呼吸困難など	腎代替療法

※日本腎臓学会編『CKDガイドライン』2012より引用、一部改変

「機能低下には厳しい食事制限を」は過去の話

腎臓の機能は、尿たんぱくとｅＧＦＲ（推算糸球体ろ過量）を元に、５つのステージに分類されています。慢性腎臓病の治療は、ステージに応じて異なります。

腎臓の機能が落ちている人に対して、過去にはたんぱく質や塩分、カリウムなどを厳しく制限する食事指導が行われてきました。

しかし、高齢者の場合、慢性腎臓病の進行よりも栄養不良のほうが、命の危険に関わることも少なくありません。ですから最近では、厳しいたんぱく制限が指導されていません。

また、腎臓の機能が低下していると指摘された段階で、自己判断でカリウムを過剰に制限する人も多いのですが、ステージ的には不要のことがあります。

カリウムには尿の出を促したり（利尿効果）、血圧を下げたりする作用があるため、腎臓の機能にはプラスに働く面も少なくありません。それに、カリウムが豊富な野菜を食べれば、食物繊維を取ることができます。

通常だと、慢性腎臓病のステージがG3b以上に進行した場合に、カリウムの制限が指導されます。

ですから、腎臓が心配だからといって自己判断をせずに、今のステージに合った生活改善を行っていくことが大切なのです。

人工的に血液をきれいにする「透析」と腎臓を移植する「腎移植」

「透析《とうせき》」とは、弱った腎臓の代わりに、血液からゴミ（老廃物）や余分な水分を取り除き、血液をきれいにする方法です。

日本国内では、毎年3万人を超える新たな人々が透析を始めており、透析患者の総数は実に30万人を超えています。これは、国民の400人に1人、高齢者ならば100人に1人の割合となります。透析を必要とする患者さんの存在は、今や決して珍しくはありません。

透析には「血液透析」と「腹膜《ふくまく》透析」の2種類があります。

■血液透析

血液透析は、腕の血管に針を刺し、ポンプを使って体内から血液を取り出して、ダイアライザーという血液透析器を使って血液のゴミや余分な水分を取り除く方法です。こうして浄化された血液は体内に戻ります。

一般的に血液透析は、週3回のペースで、1回に4時間ほど行われます。

血液透析を行うためには、体内から大量の血液を連続的に取り出して循環させる必要があります。シャント（バスキュラーアクセス）とは、静脈と動脈をつなぎ合わせて部分的に1本の太い血管にすることで、血液を取り出しやすくする方法です。シャント作製には手術が必要になり、通常は利き腕と反対側の手首付近にある静脈と動脈をつなぎ合わせます。

シャントには、静脈と動脈を皮膚の下でつなぐ内シャントと、体外でつなぐ外シャントがありますが、外シャントは感染症のリスクが高いため、現在ではほとんど行われていません。

■腹膜透析

腹膜透析は、おなかの中に透析液を入れて、体内で血液を浄化する方法です。おなかに透析液を一定時間入れておくと、腹膜の細い血管を介して、血液中のゴミや不要な水分が透析液に移行します。その透析液を体外に排出することで、血液が浄化されます。腹膜透析を行うためには、管をおなかに挿入する手術が必要です。

腹膜透析は1日に3～4回行い、1回に1・5～2ℓ程度の透析液を出し入れします。毎日時間をかけてゆっくり透析を行うため、血液透析に比べて体への負担が少なく、残存する腎機能が長く保たれるというメリットがあります。また、血液透析と比べて、食事の制限も比較的緩やかです。そのうえ、通院が月1～2回と少ないので、

◯血液を浄化する血液透析と腹膜透析

血液透析

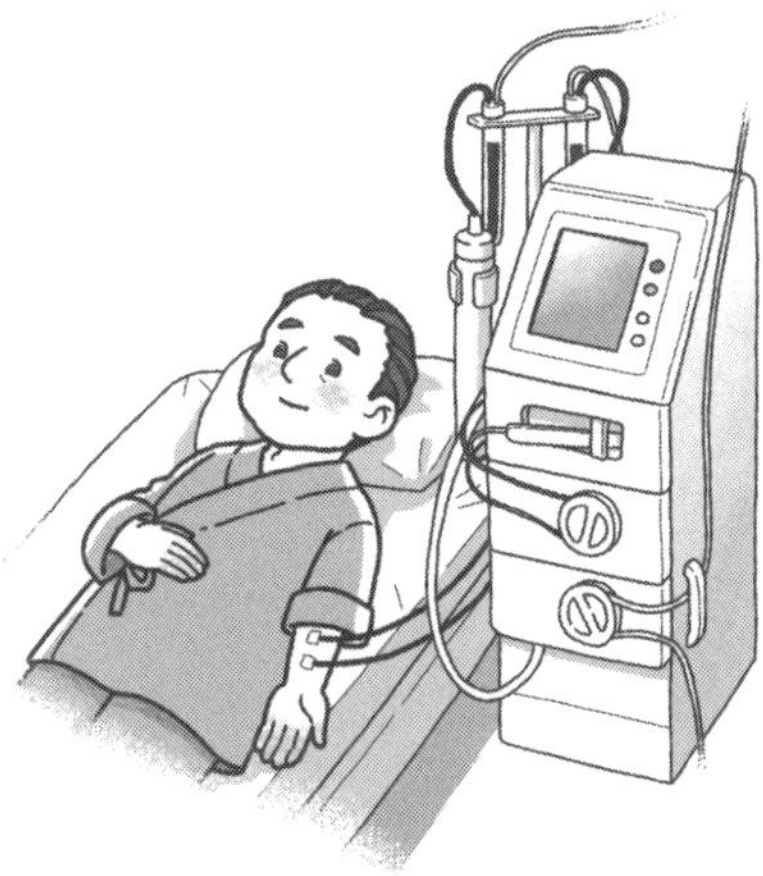

腹膜透析

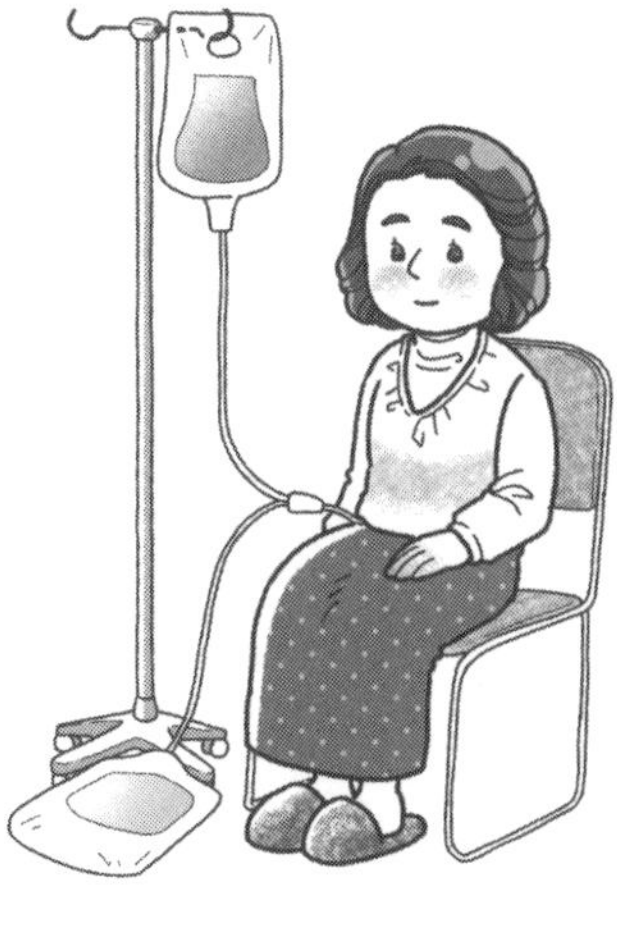

血液透析では、腕の血管に針を刺し、ポンプを使って体内から血液を取り出し、ゴミや余分な水分を取り除いてから、体内に戻す。腹膜透析は、おなかの中に透析液を入れて、体内で血液を浄化する。

自由度の高い生活を送ることができます。

一般的に腹膜透析が行える期間は、5～8年といわれています。腹膜透析で取り除けるゴミや水分の量に限界があるので、腎臓の機能が衰えて腹膜の働きが悪くなった場合は、血液透析へ移行するか「腎移植」を検討する必要があります。

■腎移植

腎移植とは腎臓の機能が低下した人に、新しい腎臓を手術で移植する治療法です。

移植した腎臓を異物と見なして、免疫細胞が攻撃することがあるため、免疫抑制剤を服用します。移植してから5～10年がたっても免疫抑制剤は必要です。

糖尿病の合併症「糖尿病性腎症」で透析治療を受ける人が急増

慢性腎臓病には、いくつかの病気が含まれています。その中で、近年、透析が増えているのが「糖尿病性腎症」の患者さんです。透析患者の4割を占めるともいわれています。

糖尿病は、血液中のブドウ糖（グルコース）の濃度が高い状態が続く病気です。その合併症の一つが、糖尿病性腎症です。

1998年には、糖尿病性腎症が透析導入の原因疾患の第1位になり、現在に至るまで最も患者数の多い、深刻な病気になっています。

しかし、私が腎臓内科医になった約22年の間で、「糖尿病が腎臓にダメージを与える」「糖尿病性腎症で透析が必要になる」といった認知が進んでいる印象は、あまりありません。

ここでは糖尿病性腎症について、詳しく説明しましょう。

糖尿病によって全身の動脈に少しずつ異常が起こるのですが、腎臓の糸球体の毛細血管も潰されていきます。そのメカニズムは、58ページで紹介した糖化が関係しています。

糸球体の毛細血管で血流が悪くなると、糸球体に血液を送り込んでいる輸入細動脈の血圧が高くなってしまいます。そして、「細動脈硬化」が発生します（56ページ参照）。

その結果、糸球体の毛細血管が壊れてしまいます。

こうして糸球体の数が減っても、一日に作られる尿の量は変わりません。これは、残った糸球体が無理をして働く「代償性糸球体過剰ろ過」が行われているからです。

◯ 年別透析導入患者の主要原疾患の推移

上位3疾患

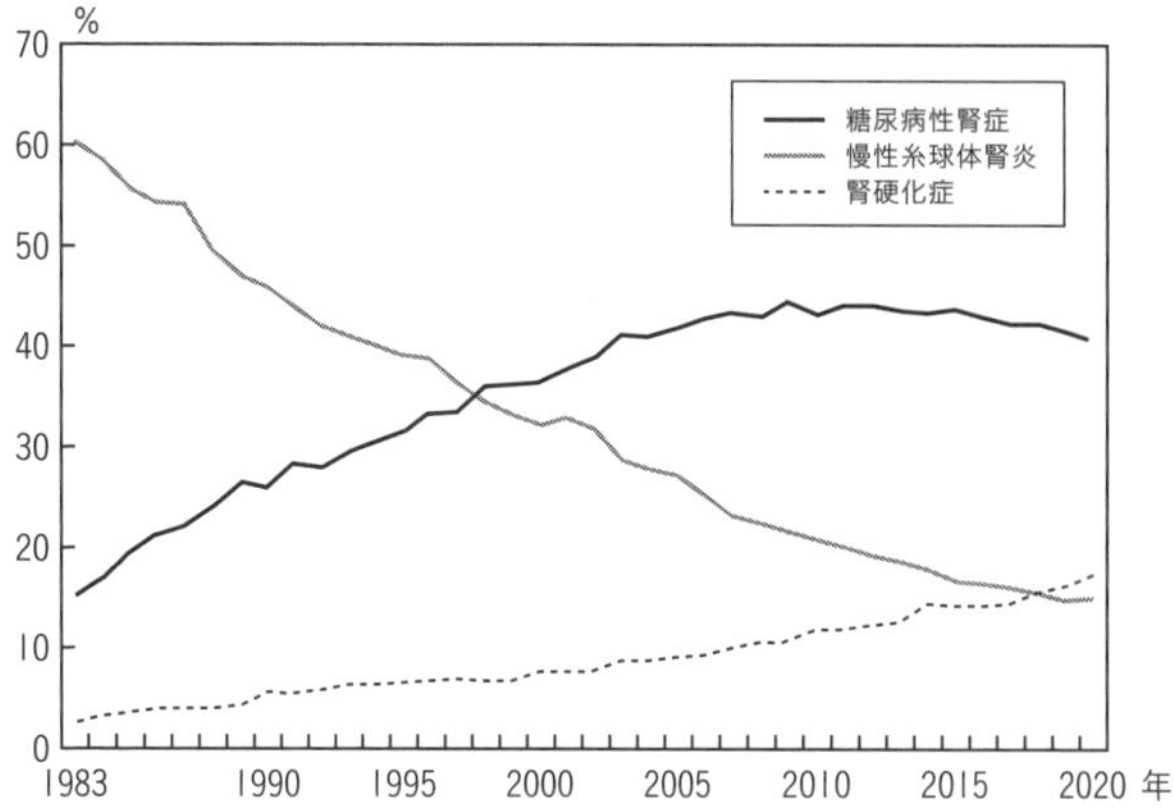

◯ 2020年における原疾患の割合

※小数点第2位以下は省略

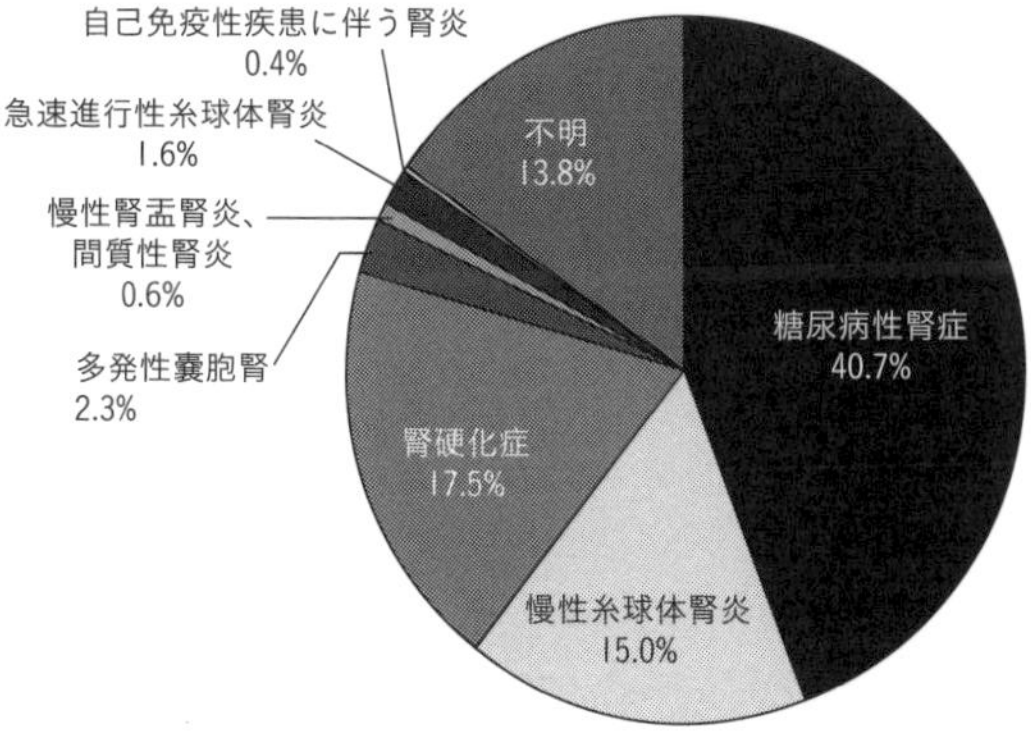

※一般社団法人日本透析医学会「わが国の慢性透析療法の現況2020年12月31日現在」より、一部改変

しかし、無理な仕事を長くは続けられないのは、人間も腎臓も変わりありません。残った糸球体も、過剰労働を強いられた結果、力尽きて消えていきます。
このような状態が続いて、徐々に腎臓の機能が低下していくのです。

糖尿病性腎症の患者さんは、腎臓を含め、全身の血管が深刻なダメージを受けています。そして心筋梗塞や脳卒中、壊疽《えそ》を引き起こしやすいという特徴があります。壊疽とは、小さな傷が細菌感染を起こし、化膿して、皮膚から皮下組織までの細胞が死んで腐ってしまう病気です。

糖尿病性腎症の患者さんが透析治療を受け始めてからの5年生存率は、約50%と報告されています。透析で腎臓の働きは補うことはできても、脳卒中などを発症してしまうことが多いからです。
血糖値を上げない生活習慣は、慢性腎臓病だけでなく、全身の血管トラブルを防ぐために重要なのです。

腎臓の炎症でたんぱく尿が起こる「慢性糸球体腎炎」

「慢性糸球体腎炎」は、糸球体が慢性的に炎症を起こしている病気の総称で、透析の原因となる慢性腎臓病の第3位です。

慢性糸球体腎炎の約50％を占めるのが、「ＩｇＡ腎症」です。ＩｇＡ（免疫グロブリンA）は、免疫反応を起こす抗体というたんぱく質です。

私たちの体には、細菌やウイルスといった病原体が入ってくると、これらを排除する働きが備わっています。このときに働くのが抗体です。

ＩｇＡは、のどの表面や気管支の内側の粘膜などに存在しています。鼻や口から侵入した病原体と結合して、粘膜の深部に入ってくるのを食い止めています。

このＩｇＡが、のどや気管支とは遠く離れた腎臓に沈着してしまうのが、ＩｇＡ腎症です。具体的には、糸球体の毛細血管の間にあるメサンギウムという細胞に沈着して、小さな炎症を引き起こしています。

こうして糸球体の毛細血管が壊されて、消えていきます。

主な症状は、尿に血が混じる血尿や、たんぱく質が混じるたんぱく尿です。

ＩｇＡ腎症は、世界で最も多い腎炎で、特に日本を含む東アジアに多いとされます。治療を受けなかった場合、約４割で腎臓の機能が悪化し、透析に至ってしまうといわれています。

ＩｇＡ腎症以外の慢性糸球体腎炎でも、ほとんどの場合で、同様の経過をたどります。

慢性糸球体腎炎については、免疫を抑制するステロイド（副腎皮質ホルモン）療法が、かなり効果を上げています。

高血圧が引き起こす「腎硬化症」

現在、透析の原因になる病気の第2位になっているのが、「腎硬化症」です。

高血圧が原因で腎臓の血管が傷んで、動脈硬化を起こしてしまった状態です。メカニズムについては、56ページで説明しました。

腎臓の血管が傷んで血流が不足すると、尿細管や間質《かんしつ》などがどんどん硬くなっていきます。また、糸球体の毛細血管も傷みます。

その結果、腎臓が萎縮《いしゅく》して硬くなるのです。

腎硬化症の治療では、血圧を適切にコントロールすることが大切です。そのために生活習慣の指導や降圧薬の処方が行われています。

おわりに

腎臓は責任感が強く、しかも我慢強い臓器です。

そのため、腎臓内科医である私のもとを訪れる患者さんたちの腎臓は、すでにすり減ってボロボロになった状態でした。

日本の透析《とうせき》の技術は、世界一です。とはいえ、透析や腎移植で、生活の質は大きく低下します。治療のために時間が取られるだけでなく、肉体的・精神的にも負担がかかり、苦痛を感じている患者さんたちがたくさんいます。そして、取り返しがつかない段階に来て「こんなことになるなんて、知らなかった」と後悔している人がほとんどです。

慢性腎臓病は、自覚症状が出てから治療を始めるのでは、あまりにも遅過ぎる。

だから、受け身の医療であってはいけない。

日々の診療でこのように実感し、新たに私が取り組んだのがアンチエイジング、つまり抗加齢医学です。

「アンチエイジング」という言葉から、「女性の美容」を連想する人も多いでしょう。しかし実際は、10年先、20年先の健康を作り、健康寿命を伸ばすための積極的な予防医療です。アメリカでは、「予防医療に投資を行えば、それ以上の医療費を節約できる」という観点から医療経済学が提唱され、重要視されてきました。

アンチエイジング医学で重要なのは、自分の体の現実を受け止めることです。

人間は誰でも年齢を重ねるとともに、体の機能が変化していきます。10〜20代では必要だった栄養素も、40代を過ぎると不要どころか、場合によっては害になることもあります。

加齢による体の変化に応じて、食品や運動など、日々の生活も変えていくことが、老化と病気を防ぐのです。


この本では、基本的な腎臓の知識や慢性腎臓病の解説に加え、アンチエイジング医学の観点で全身の老化防止と関連した腎臓を守る手法を紹介してきました。


およそ100年前、アメリカの著名な医学者であるウィリアム・オスラー博士が「人間は血管から老いる」と述べました。

この言葉を借りるのならば、「人間は腎臓から老いる」です。腎臓は細い血管の塊なので、老化の最前線にいるわけです。

ですから、腎臓の機能を守る生活を送ることは、そのまま全身の老化防止にもつながります。

体の背中側にひっそりと存在する腎臓に、多くの人が目を向けるきっかけがこの本になれば幸いです。

最後になりましたが、この本を企画してくださった株式会社アスコム、そして、企画編集担当の同社編集局の池田 剛さん、また、イラストレーターのｍｏｎａさんや編集者の森 真希さんをはじめ、この本の作成に携わってくださったすべてのスタッフの皆さんに感謝を申し上げます。

2023年3月

高取優二

参考文献

- 一般社団法人　日本腎臓学会　ホームページ
https://jsn.or.jp/

- 一般社団法人 日本腎臓リハビリテーション学会　ホームページ
https://jsrr.smoosy.atlas.jp/ja/

- 一般社団法人　日本透析医学会　ホームページ
https://www.jsdt.or.jp/

- 公益財団法人　日本心臓財団　ホームページ
https://www.jhf.or.jp/

- 厚生労働省　「国民健康・栄養調査」（令和1年）

- 公益財団法人　ソルト・サイエンス研究財団「血管石灰化に対するマグネシウムの治療効果とその分子機構の解明」
https://www.saltscience.or.jp/general_research/2016/201636.pdf

- 大阪大学「マグネシウムは非糖尿病性慢性腎臓病患におけるリンと腎不全進行リスクの関連を修飾する」
https://www.med.osaka-u.ac.jp/pub/kid/kid/research/research26061542.html

- 「見えてきた腸腎連関の存在」日本内科学会雑誌第106巻第5号
https://www.jstage.jst.go.jp/article/naika/106/5/106_919/_pdf

"Structural and Functional Changes With the Aging Kidney"Adv Chronic Kidney Dis. 2016 Jan;23(1):19-28. doi: 10.1053/j.ackd.2015.08.004.

"Disease prevention and delayed aging by dietary sulfur amino acid restriction: translational implications"Ann N Y Acad Sci. 2018 Apr;1418(1):44-55.

"Methionine abrogates the renoprotective effect of a low-protein diet against diabetic kidney disease in obese rats with type 2 diabetes"Aging (Albany NY). 2020 Mar 6;12(5):4489-4505. doi: 10.18632/aging.102902. Epub 2020 Mar 6.

"Dietary methionine restriction modulates renal response and attenuates kidney injury in mice"FASEB J. 2018 Feb;32(2):693-702.

"Methionine restriction affects oxidative stress and glutathione-related redox pathways in the rat"Exp Biol Med (Maywood). 2013 Apr;238(4):392-9.

"Methionine restriction improves renal insulin signalling in aged kidneys"Mech Ageing Dev. 2016 Jul;157:35-43.

"Global, regional, and national burden of chronic kidney disease, 1990-2017: a systematic analysis for the Global Burden of Disease Study 2017"Lancet. 2020 Feb 29;395(10225):709-733. doi: 10.1016/S0140-6736(20)30045-3. Epub 2020 Feb 13.

"Saltiness enhancement by the characteristic flavor of dried bonito stock"Journal of Food Science.Volume73, Issue6August 2008:S321-S325

- 文部科学省　「学校給食摂取基準の策定について（報告）」
https://www.mext.go.jp/b_menu/hakusho/nc/__icsFiles/afieldfile/2013/03/21/1332086_2.pdf

- NHKスペシャル　食の起源 第2集「塩」人類をとりこにする“本当の理由”
https://www.nhk.jp/p/special/ts/2NY2QQLPM3/blog/bl/pneAjJR3gn/bp/peK7400xpe/

- ハッピーキアヌ　「ヴィーガンを実践するアスリート8選」
https://happy-quinoa.com/veganathlete/

髙取優二

（たかとり・ゆうじ）


医学博士、腎臓専門医。1975年生まれ。鳥取大学医学部卒業後、岡山大学病院腎・免疫・内分泌代謝内科などを経て、現在は埼友クリニック外来部長。

抗加齢医学（アンチエイジング）の観点から、腎臓病を捉えなおす新たな手法に取り組んでいる。日本腎臓学会専門医・指導医、日本透析医学会専門医・指導医、日本抗加齢医学会専門医。

『世界一受けたい授業』『林修のレッスン！今でしょ』など、人気番組の医療監修を多数手がける。

人は腎臓から老いていく

発行日　2023年 3 月 27 日　第 1 刷
発行日　2024年 11 月 15 日　第12刷

著者　高取優二

本書プロジェクトチーム
編集担当　池田剛
編集協力　森真希
制作協力　田代貴久・佐瀬絢香（キャスティングドクター）
デザイン　山之口正和・齋藤友貴（OKIKATA）
イラスト　mona
レシピ　岩木みさき
DTP　山本秀一・山本深雪（G-clef）
校正　東京出版サービスセンター

営業統括　丸山敏生
営業推進　増尾友裕、綱脇愛、桐山敦子、相澤いづみ、寺内未来子
販売促進　池田孝一郎、石井耕平、熊切絵理、菊山清佳、山口瑞穂、
吉村寿美子、矢橋寛子、遠藤真知子、森田真紀、氏家和佳子
プロモーション　山田美恵

編集　小林英史、栗田亘、村上芳子、菊地貴広、大住兼正、山田吉之、
大西志帆、福田麻衣、小澤由利子
メディア開発　柿内尚文、中山景、中村悟志、長野太介、入江翔子、志摩晃司
管理部　早坂裕子、生越こずえ、本間美咲
発行人　坂下毅

発行所　株式会社アスコム

〒105-0003
東京都港区西新橋2-23-1　3東洋海事ビル
編集局　TEL：03-5425-6627
営業局　TEL：03-5425-6626　FAX：03-5425-6770

印刷・製本　中央精版印刷株式会社

Printed in Japan ISBN 978-4-7762-1266-9